結果を出せる人の脳の習慣

「初めて」を増やすと脳は急成長する

茂木健一郎

廣済堂新書

はじめに

二〇一八年平昌オリンピックで日本は、過去最多だった一九九八年長野の十個を上回る十三個のメダルを獲得した。個人的に最も印象に残っているのは、やっぱりフィギュアスケート男子の羽生結弦選手だ。足のケガの影響などまるで感じさせないどころか、ショートプログラムもフリーも他を圧倒する没入感と悲壮なまでの美しさに、すっかり心を奪われてしまった。あの演技はもはや神の領域だといってもいいかもしれない。

そんなアスリートたちの活躍に胸を躍らせた二週間だったが、オリンピックが終わり、あらためて周囲を見渡してみると、日本の空気はどこか淀んでいるような気がする。

日本という国の問題点については、いろいろな人がすでに語っている。少子高齢化。韓国や中国など、新興国の台頭。政治過程の停滞。何がいけないのかは、十分すぎるほどわかっている。現状を突破するためには、それなりのエネルギーがいるだろう。しかし、どうしたら、日本は元気になるのか、その肝心な点については、あまり議論されていない。

いつの時代になっても、社会には問題が山積しているものである。元気さえあれば、それを乗り越えることができる。少なくとも、克服しようとする努力をすることができる。

たとえば、日本の昭和三十年代の高度経済成長期にも、社会にはさまざまな課題があった。しかし、明日はより良くなると、多くの人が信じていた。まだまだ貧しかったが、努力するひたむきさがあった。そのような元気さえもが、日本からはいつの間にか失われてしまったのである。

二十一世紀の大きな課題として、エネルギーの問題がある。人口が増大し、経済成長が進んでいくなかで、どのようにして文明を支えるエネルギーを確保していくか。このままでは、限りある資源が、枯渇してしまうかもしれない。地球環境にも配慮しなければならない。これは、よほどの覚悟を決めて取り組まなければならない難問である。

一方、いかに元気になるかという「人生のエネルギー問題」の解決はそれほど難しくない。そもそも、元気にさまざまな課題に向き合い、いろいろなことにチャレンジしている脳と、覇気が無く、閉じこもってしまっている脳では、それほどのエネルギー消費量の違いがあるわけではない。紙一重の差なのである。

元気な脳は、その中の神経細胞が大量のエネルギーを消費するから元気なのではない。生理的活性レベルにはそれほどの差がないのに、神経細胞のネットワークの結びつきのちょっとした差、神経伝達物質の少しの違いで、元気な脳と、そうではない脳が分かれてしまう。だとすれば、バランスを少しずつ移していけばよい。誰でも、原理的には元気になれる。たとえば、オリンピックで素晴らしい成績を残したアスリートは、その術《すべ》を知っているといっていいだろう。「結果を出せる」かどうかは、まさにここにかかっているのだ。

「いかに元気になるか」という人生のエネルギー問題。元気のない日本が、これからぜひとも解決しなければならない課題はここにある。では、どうやって解決すればいいのか。簡単にいえば、元気が出るように脳の習慣を変えればいいのだ。そして、そのために最も有効なのが、アウェーに出ていって、そこで戦うこと。僕は本書でこれを解説していきたいと思っている。

経済が成長し、社会が便利になるにつれて、次第に自分がくつろぎ、リラックスできる「ホーム」の領域は増えていく。それは良いことのように思えるけれども、脳の元気のためには必ずしも好ましいことではない。

もともと、脳が育まれ、学ぶためには、ある程度の「負荷」がかからなければならない。ホームにいるだけでは、脳がその潜在的な能力を発揮するためのチャンスが、十分に与えられないのである。現在の日本人の元気のなさは、それと気付かずにホームの中に自分たちを閉じ込めていることに起因する。知らず知らずのうちに、負荷を避けてしまっているのだ。

サッカーの試合では、「ホーム」と「アウェー」では、明らかな勝率の違いがあるという。ホームが有利であり、アウェーは不利である。同じサッカーというスポーツをやっているのに、戦っている場所がホームなのかアウェーなのかによって、それだけ結果に差が出てくる。アウェーでは、当然、選手たちの脳や身体への負荷も異なってくる。

かつてあるアスリートがインタビューで、オリンピックの雰囲気は世界選手権などと

逆境をもバネにして
オリンピックV2を達成した羽生結弦選手

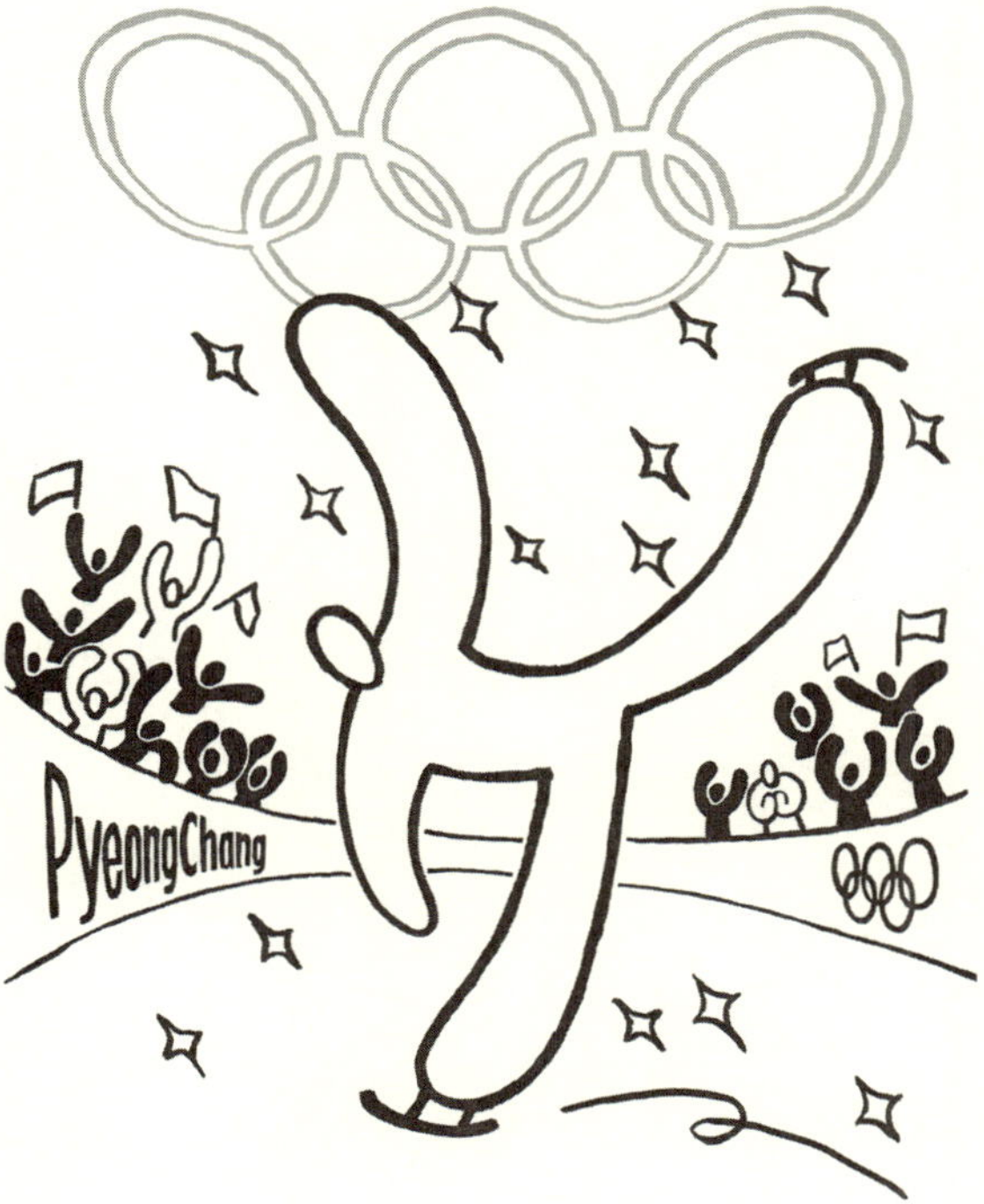

はまるで違うと語っていた。誰もが国を背負って戦うオリンピックは、会場に足を一歩踏み入れた瞬間、これまで経験したことのないものすごいプレッシャーが襲ってくるのだそうだ。今回の平昌オリンピックの開催地は韓国。日本人アスリートにとっては過酷なアウェーだったはずだ。だから、今回のメダルには、単なる金銀銅以上の価値があるのである。

「勝つ」という目的だけを考えれば、ずっとホームで戦っているのが良い。しかし、それではそれ以上の実力がつかない。時には、負けを覚悟しても、アウェーに挑戦する必要がある。そうしてこそ、足腰が強くなる。何が起こるかわからないという「偶有性」に向き合う力も生まれる。

先人たちの努力により、日本の中に巨大なホームの領域ができてしまった。子どものころから塾に行き、受験勉強をする。それは、努力を要する点では試練のようでいて、全体としては決してアウェーではない。むしろ、巨大なホームの領域に入ってしまっている。限られた「クラブ」メンバーになるための努力をしているに過ぎないのだ。

「良い学校」に行き、「有名大学」を卒業して、「一流企業」に入れば人生が安泰である。

そんな幻のようなことを信じて、伝説の「レミング」のように日本人が一斉に同じ方向を見て走っているうちに、いつの間にかアウェーに挑戦する人たちが減って絶滅危惧種となってしまった。それが、国としての活力の減退へとつながっている。

最近では、海外に留学する人が減っているという。ハーバードやイェールといったアメリカの大学には、中国や韓国からはたくさんの留学生が来ているのに、日本からは来なくなっている。日本人は「アウェー」に挑戦する勇気を失いつつある。それにともなって、日本人の脳の「元気」も低下してしまっている。

いま必要なのは、「根拠のない自信」である。自分たちの「ホーム」の範囲を勝手に決めて、そのなかでしか生きていけないと思うからこそ、だんだん元気がなくなってくる。そうではなくて、「自分には何でもできる」と根拠なく思い込む。そうして、「アウェー」に果敢に挑んでいくことが大切だ。

その過程で、失敗するかもしれない。怪我をすることもあるかもしれない。しかし、新しいことへの挑戦を続けることを通して脳が成長するということは、子どものときに公園で夢中になって遊んだ経験から、誰もが知っているはずだ。

日本の社会に充満している停滞のムードを蹴散らし、アウェーに挑戦しようという人の、背中をそっと押してあげる。そのような目的のために書いたのがこの本である。

不安に思う必要はない。怖がることもない。アウェーに身を置くことは、脳の潜在的能力を引き出すことにもつながる。そうすれば出力が上がり、これまで以上の大きな果実を手にすることができるようになるだろう。なんと素晴らしいことではないか。

ひょっとしたら、近年の日本の社会から隠されてきたといえるかもしれない最大の「人生の真実」を、この本の中では見つめたい。

第4章 アウェーで戦える脳が日本を変える

第1章

初めての経験が脳を目覚めさせる

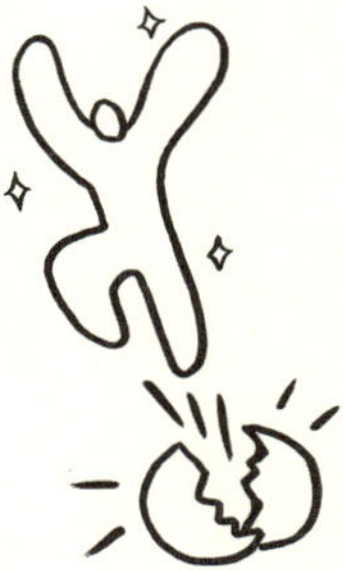

キンドルをつくれない日本人

「ああ、日本人はみんな仕事ができるということの意味を間違えているな」

二〇〇七年にアメリカでアマゾン・キンドルが発売されるとすぐに、僕はアマゾン・ドットコムでそれを注文しました。

ほどなくして、海の向こうから段ボールの小ぶりな箱が届きます。すぐに僕はそれを開いて、厚さ二センチメートルに満たない薄いデバイスを取り出し、上部にあるスイッチをスライドさせて電源を入れてみました。

電子インクの読みやすさに感心しながら、右下にあるメニューボタンを何度か押しているうちに現れた画面を見て、僕はひっくり返りそうになりました。

そこには、僕の名前とクレジットカードのアカウントがすでに登録されていたのです。しかも、プロバイダーと契約したわけでもないのに、インターネットと接続している。

僕は、手にしているキンドルを使ってすぐにアマゾンのサイトにアクセスし、最初の買い物をしました。箱を開けてから一分も経っていなかったと思います。

これは、僕にとって衝撃の体験でした。

そして、後日、知人である電機メーカーの役員をつかまえ、いくぶん興奮しながら、「これからは日本もこういう商品をつくらなければダメだ」と力説しました。

しかし、彼の返事は僕の意に反して、非常に温度が低かった。

「ウチにはできないな。日本じゃムリだよ」

要するに、日本ではそういうことをやりたくても、前例がないことや業界の常識を外れるようなことは難しいし、誰もやりたくないのです。

この役員の説明を聞きながら、頭に浮かんだのが、冒頭のフレーズでした。

ある文脈のなかで最適を追求するというのが、ほとんどの日本人がイメージしている仕事の姿ではないでしょうか。会社員は会社員らしく、公務員は公務員らしく、科学者は科学者らしくというわけです。

そして、これまで日本はそのやり方で成功してきました。だから、仕事ができるというのは、いま自分がいるところの文脈を読み取り、その文脈のなかでより高い生産性をあげることができることだと信じて疑わない、そういう人がいまだに多いのです。

脳科学的にいえば、**文脈を読んでそれにふさわしい行動をするというのは、脳の眼窩《がんか》前頭皮質《ぜんとうひしつ》**の働きということになります。

仕事のやり方が要領よくなる、根回しが上手になる、上司の機嫌をとるのがうまくなる。そういうのはみな、この眼窩前頭皮質の文脈を認知する機能が強化された結果なのです。「社風に染まってその会社の社員らしくなる」とか、「その場の空気にふさわしい発言ができるようになる」などというのにも、やはり眼窩前頭皮質が深くかかわっています。

この文脈を読むという能力は、群れをつくる動物が社会生活を送るうえで、なくてはならないものです。眼窩前頭皮質が壊れてしまったサルは、ボスザルのエサを取ったり、お手付きのメスザルに手を出そうとしたりするようになるので、すぐに群れからはじき出されてしまいます。

ただし、**この部分が発達しすぎてしまうと、今度はいろいろ不都合なことが起こってくる。文脈が読めない、あるいは文脈自体がないところでは、どうしていいかわからなくなり、適切な行動がとれなくなってしまう**のです。

文脈を読んでばかりいては
新しいものは生み出せない

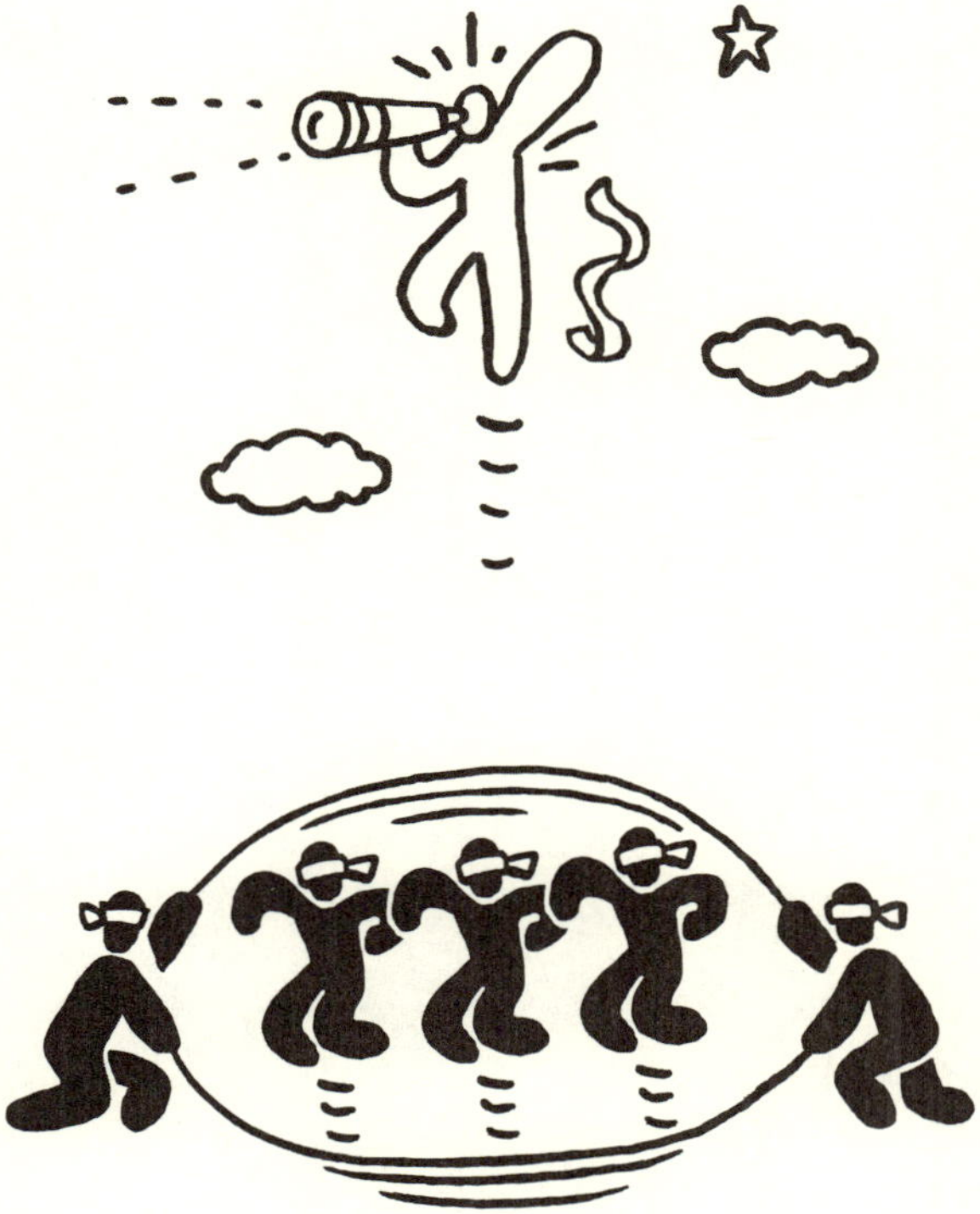

サッカーでいえば、勝手知ったるホームグラウンドでは活躍するのに、アウェーに行くとからっきしダメなチームや選手が、これにあたります。

最近の日本人を見ていると、**アウェーで力を発揮できないタイプが増えてきているよ**うな気がしてなりません。さらにいうなら、そういう人は、アウェーがあることに気がついていない。「ホームグラウンド以外は、自分とはまったく無関係だ」と思い込んでいるのです。

ひたすら、自分の文脈のなかだけで通用するようなことばかりやって、安心している。これではキンドルなど生み出せるはずがありません。

部分最適と全体最適は違う

ひと昔前のように、新卒で入った会社に定年まで勤めるのであれば、その会社の文脈で最適な働き方を追求するという生き方には、ある種の合理性がありました。

あるいは、「偏差値の高い大学から国内の一流企業に入りさえすれば、経済的な安定が一生涯保障される」という文脈を、日本人全員が信じることができた時代には、東大入学を目指して必死で受験勉強をやるということにも、それなりに意味があったと思います。

しかし、現在はそういう文脈自体が崩れつつある。いや、すでに崩壊したといってもいいでしょう。

すると、どうなるか。ひとつの会社のやり方や空気に色濃く染まってしまった人ほど、その会社以外では通用しなくなるというような、逆転現象が起こるのです。

いま自分がいる場所を熟知し、そこで要領のいい生き方を身につけるというのは、枠組みが変わらないかぎりは有効だといえます。けれども、その前提が成り立たなくなったら、その生き方はもう通用しません。

つまり、特定の文脈でしか力を発揮できない人というのは、文脈が揺らぐや否や、たちまち不利益を被ることになるのです。

そう考えると、**部分最適しか頭にない人は、非常にリスクの高い人生を送っている**といっても過言ではありません。

そして、それは、いまの日本人のことをいっているといってもいい。

部分最適と対になる言葉が、全体最適です。

「日本の常識は世界の非常識」という言葉があります。これはまさに、「部分最適と全体最適は違うのだ」ということをいっているわけで、**「自分たちの基準とグローバル・スタンダードには差がある」**ということを、実は日本人もわかっているのです。

ただ、ほとんどの人は、**「世界のことなんかより、自分の身の回りに合わせることのほうが大事なのだ」と、無意識のうちに信じ込んでいる。でも、これは大きな間違い**だといわざるを得ません。

アルベルト・アインシュタインの名前を知らない人はいないでしょう。相対性理論をはじめとした彼の業績は、現代の物理学に多大な影響を与えています。

しかしながら、もし彼が部分最適を第一に考える人間だったら、これほどの偉大な研究結果を残すことはできなかったはずです。

アインシュタインは、ろくに大学の授業に出席せず、物理の実験では最低の評価を与えられました。また、教授とも仲が悪く、そのせいで助手として大学に残れなかった。そのため、スイスの特許庁に職を得るまでの数年間を、家庭教師のアルバイトなどで食

部分最適しか考えられない人は危険

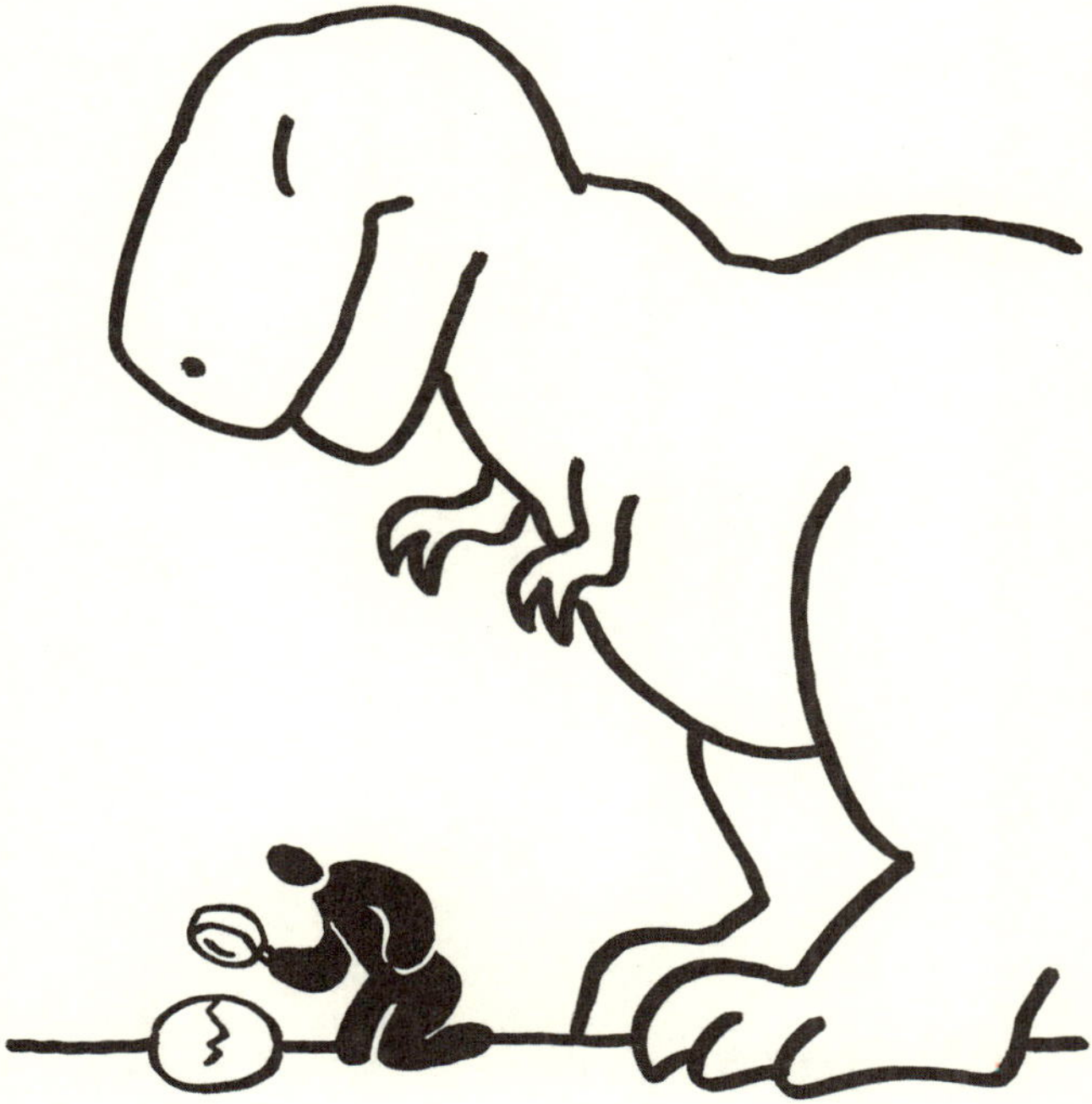

いつなぐといった生活を余儀なくされています。

部分最適を追求するなら、ちゃんと授業に出て、教授のおぼえめでたい学生を演じ、大学で職を得るという選択をするべきでした。それなのに、彼はことごとくその逆をやってきたのです。

だからこそ、流行に乗って一般受けするテーマを安易に選ばず、相対性理論のような誰も思いつかないことを研究対象にすることができたのだし、そうでなければ、彼がノーベル物理学賞を受賞することも、後世まで名が残ることもなかったでしょう。

あるいは、モネ、ドガ、ルノワール、セザンヌといった印象派の画家たち。いまでこそ、その芸術性の高さは世界中で評価されていますが、彼らはもともとパリのサロン展に落選した人たちなのです。だから、日本でいえばさながら、東京芸大に入れなかった人や、日展や二科展の落選者の集まりということになります。

そんな人たちが集まって、勝手に展覧会を開いたのが印象派の始まりです。その展覧会自体もまったく評価されず、印象派という名前も「あいまいな印象しか描かれていない」という彼らを揶揄《やゆ》する新聞のレビューから生まれたものでした。

　このように、**偉人と呼ばれている人のほとんどは、部分最適などおかまいなしに、ひたすら全体最適を目指した人たち**なのです。しかしながら、日本ではそういうところを教えずに、輝かしい業績にばかりスポットライトを当てます。だから、みんな彼らのことを、部分最適の延長上にいる偉大な成功者と誤解して、「部分最適だけを目指していればいいのだ」と思い込んでしまうのでしょう。

最適解はひとつではない

　僕は、「いついかなるときでも、部分最適ではなく全体最適を考えるべきだ」といいたいのではありません。会社のルールや社会規範を無視して、この世界を貫く普遍の真理ばかり追求していたのでは、大半の人々は偉人になる前に、生活破たん者となって生きていけなくなってしまいます。

　大事なのは、最適解はひとつではないということを知ることです。

　いかにもというような典型的な学者の書いた本は、たいていおもしろくありません。それは、「学問の世界の最適解と商業出版の最適解は異なる」ということをわかっていないからです。

また、デートのときに自分の仕事の話を延々とする人がいます。それは、おそらく彼にとっては、価値のある話なのでしょうが、ロマンチックな時間を期待していた彼女にとっては、退屈な話題でしかありません。つまり、その彼は仕事の、あるいは会社での最適解と、デートの最適解の区別がついていないのです。

自分が慣れ親しんだ文脈で最適解を探すというのは、難易度が低く、きわめて楽だといえます。だから、そうするのに都合のいいように脳の回路が強化されてしまうと、どこに行っても同じ文脈で最適解を探すようになってしまいます。

要するに、脳がモノカルチャーに適応してしまうのです。

こういう脳になってしまうと、アウェーではまず勝てません。アメリカに行って、「日本ではいつもこうやっているから」といいはったところで、「だからどうした」といわれて終わりです。

「郷《ごう》に入《い》れば郷に従え」ではないですが、アウェーに足を踏み入れたら、「ここはどんな場所で、どんな空気が支配しているか」を瞬時に察知し、そこでの最適解を探すよう、

アウェーでは、モードの切り替えが大切

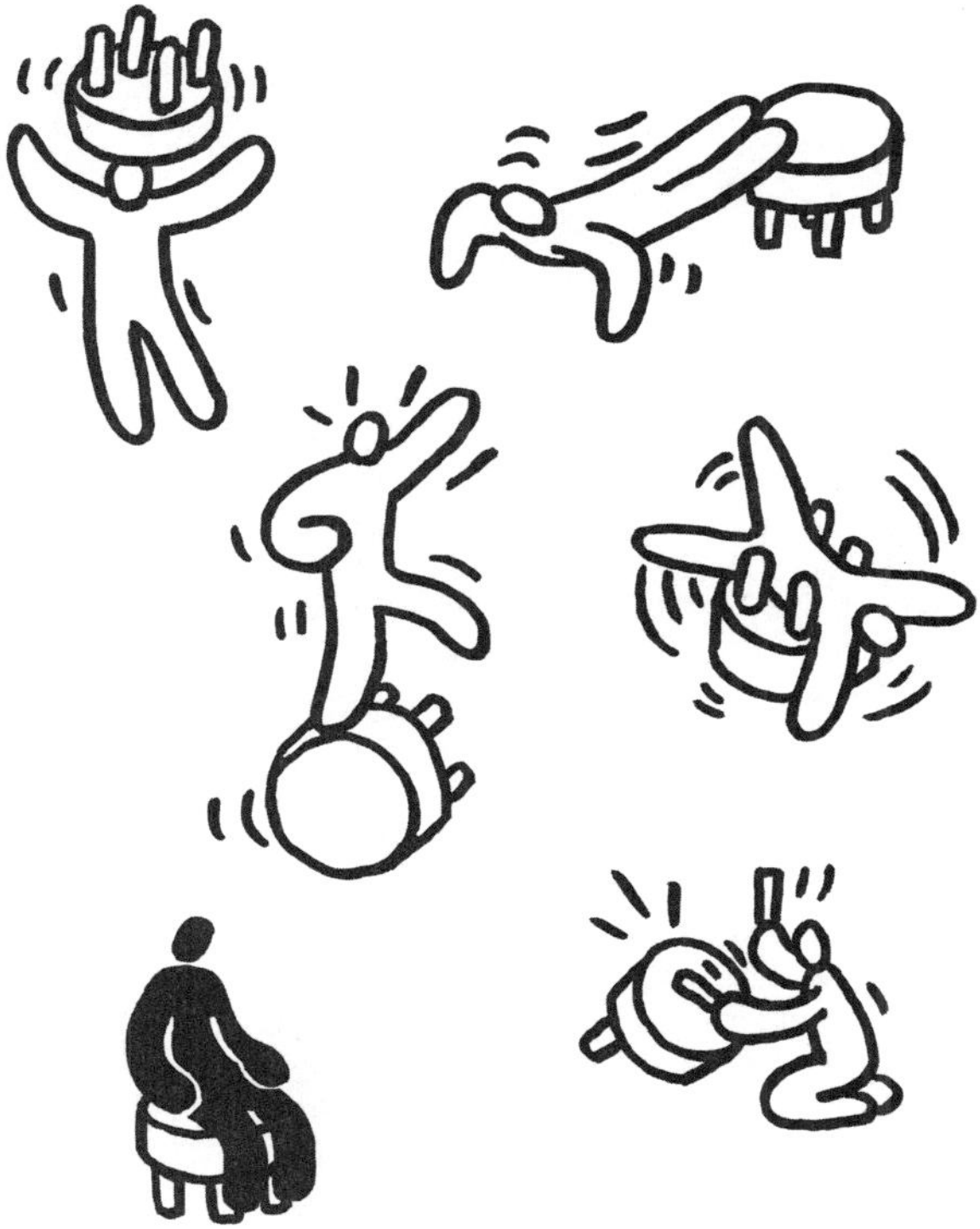

頭を切り替えなければなりません。

そして、それができるようになるためには、普段から**状況に応じて、モードを切り替える**訓練をしておくことです。

ただし、これには思ったより勇気が要ります。

僕自身も、一般書を書き始めた当初は、編集者の要求に対し、曲がりなりにも科学者として、「こんなくだけた書き方をしていいのか」とかなり真剣に悩みました。「どう書けばより多くの読者に喜んでもらえるかが最適解なのだ」と頭ではわかっていても、どこかに学問の世界というホームグラウンドの最適解という意識が残っていて、なかなかそれが乗り越えられなかったのです。

しかし、一度思い切ってそちらに振り子を振ってみると、そこにはまったく違う景色が広がっていました。しかも、その景色はかつてない感動を僕に与えてくれたのです。

いまでは、テレビに出ればテレビの、講演会に呼ばれれば講演会の文脈で、最適解を見つけることが、まったく苦にならなくなりました。

もちろん、不慣れなところにいけば、「うまくできるだろうか」と不安にもなるし、居心地の悪さを感じることもあります。しかし、僕はすでに、それを乗り越えたときに何が手に入るかを知っている。アウェーに出ることは苦痛ではないのです。

　さまざまな状況に対応できる人のことを、多様性があるといいます。そして、この**多様性は、アウェーで戦う経験を重ねることでしか養うことができません**。さらにいうなら、多様性が豊かになるほどサバイバル能力も増します。これはどんな生物も一緒です。

ルールが変わると最適解も変わる

　韓国の食堂で食事を注文すると、キムチなど頼んでもいない料理が先に何皿も運ばれてくるので、初めて韓国に行った人はたいていこれにびっくりします。

日本だと店員に確認すればいいのですが、韓国の田舎町で店の人が英語も日本語もしゃべれないとなると、韓国語のできない人はお手上げです。

　これは無料なのだろうか。もしかしたら店の人が間違えたのかもしれない。箸《はし》をつけたら金額を請求されるのかな。千ウォンくらいならなんとかなるけど、それ以上だとちょっとマズいぞ。

頭のなかに不安が渦巻き、腋《わき》の下からヘンな汗が出てくる。こうなると、もう食事をゆっくり味わうどころではありません。

こうなってしまうのは、それが予想外の事態だったからです。

日本のレストランでは普通、自分が注文したものしかテーブルに並びません。だから、それが当たり前なのだと、日本人は無意識のうちに思っています。

ところが、韓国ではそうではない。頼んだ料理が来る前に、無料の突出しがいくつも出てくる、それが、彼《か》の地の文化であり、習慣なのです。

「ところ変われば、品変わる」ではありませんが、外国に行けばその国特有のルールがあり、そこに住む人はみな無意識のうちに、そのルールを踏まえたうえで最適な行動をとろうとします。

電車はいつも時刻表どおり到着する、ガソリンスタンドで給油をすればフロントガラスを拭いてくれる、タクシーを止めるとドアが勝手に開く、目上の人には敬語を使う、レストランでチップを払うことはない……。

日本で、このようなことにいちいち疑問をもって生活している人はいないでしょう。

これらはあくまで僕たちが暮らす社会、つまり、ホームグラウンドのルールにすぎないという自覚をもっている人は少ないはずです。

海外というアウェーに行けば、そこにはまた別のルールがあります。僕たちが普段、それが自然だと思ってやっていることや考え方が通用しないのは、ルールが違うのだから当たり前なのです。

そして、**その場所のルールに不慣れなうちは、最適解も当然わからない。だから、不安な気持ちにならざるを得ない**のです。

では、人間はホームグラウンドにじっとしていれば、いちばんそれがしあわせなのでしょうか。

そうではありません。

ホームのルールに慣れて、少ないエネルギーで最適解が見つけられるようになると、生きるための負荷はどんどん減りますが、同時に成長の機会も失われていきます。

ところが、**アウェーだとルールが違うので、最適解を探すのにホームとは別の頭の使い方をしなければなりません。**

スポーツの種目が異なると、鍛えられる筋肉が違ってくるのと同じです。

スピードスケートの選手は、オフシーズンになると、自転車競技のトレーニングをします。平昌オリンピック・スピードスケート女子五百メートルで金メダルを獲得した小平奈緒選手も、夏場は自転車練習に取り組むそうです。自転車というのはスケート選手にとってアウェーですから、氷の上ほどうまくはいかないでしょう。では、小平選手たちがあえて本職ではない自転車に挑戦する理由は、どこにあるのでしょう。

スケートだけやっていれば、合理的な身体の使い方が身につきます。しかし、それだけでは伸びしろが限られてしまう。そこで、自転車というアウェー競技に参加し、自転車を速くこぐための筋肉を鍛えるのです。

そして、自転車用の筋肉がたくましくなったら、今度はそれをスケートに使うようにする。こうしてパフォーマンスの向上を狙っています。

言い換えると、**スケートというホームと自転車というアウェーの最適解の差が、そのまま伸びしろになる**というわけです。

日本だと、人に好かれるためには、謙遜《けんそん》や控え目な態度がしばしば最適解になります。

ルールが変わると、潜在能力が開花する

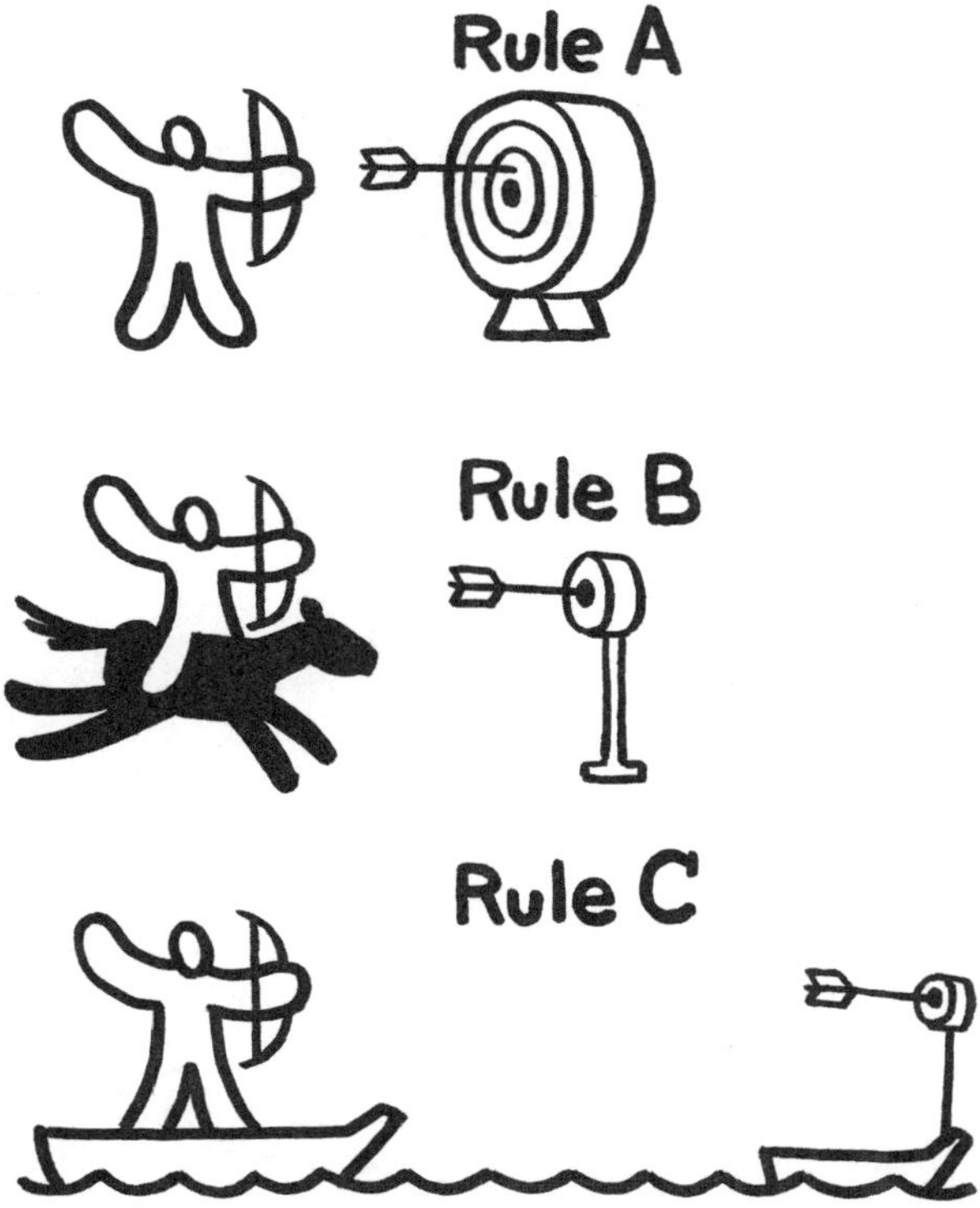

しかし、アメリカでは黙って微笑んでいるというのは、決してプラスではありません。むしろ、図々しいくらいに堂々と自己主張することが最適解だといってもいいでしょう。

それゆえ、日本人がアメリカに行くと、最初はうまくふるまえず、苦労することになります。でも、そこでしっぽを巻いて帰ってくるのではなく、頑張ってアメリカという文脈に見合う合理的なふるまいを獲得すればいいのです。

それができたなら、その人は謙遜や謙譲に加え、積極性という、恐らく日本では開発できなかった、新たな能力を手に入れたことになります。

変わるのは難しくない

アウェーに行くとホームグラウンドのルールは通用しなくなるので、自分自身が新たなルールに合わせて変わるよりほかありません。これは、ものすごくたいへんなことのように思えますが、時間が経てば、やがてできるようになります。

たとえば、アメリカでレンタカーを借りたら、もちろん左ハンドルです。それで道路の右側を走らなければならない。日本とはいずれも逆なので、ウインカーと間違えてワイパーを作動させてしまったり、左折のときに左側のレーンに入ってしまったりと、最初のうちは短い距離を運転するだけでも、かなり神経をすり減らします。

ところが、しばらくすると、日本と変わらない感覚でドライブをしている自分に気づくはずです。

このような**順応性は、誰しもが持ち合わせています。**

逆《さか》さメガネの実験というのをご存じでしょうか。被験者に、上下あるいは左右が、逆に見えるメガネをかけて生活してもらうのです。上に見えるものは下、左に見えるものは右にあるという世界ですから、何かを取ろうとするときには、対象が見えているのと反対方向に手を動かさなければなりません。

果たしてそんな状態で人間は暮らしていけるのかと思いきや、驚くことに、たいていは二、三日経つとちゃんと日常の動作が問題なくできるようになるのです。

では、逆さメガネを外すとどうなるか。しばらくは違和感を覚えますが、すぐに右に見えるものは右にあるという普通の世界の感覚が戻ってきます。

アウェーに慣れている人というのは、このモードの変更が非常に早い。韓国に行けば韓国の、アメリカに行けばアメリカのモードに瞬時にスイッチを切り替えることができるのです。

こういう人が初めてベトナムを訪れるとしましょう。

タンソンニャット国際空港に降り立った瞬間に、彼はそれまでの日本のモードをオフにします。しかし、ベトナムのルールがわからないので、しばらく様子をみながら過ごします。ただし、アウェーにはアウェーのルールがあると知っている彼は、不慣れゆえの失敗はしても、それを苦痛だとは感じないはずです。

そして、彼はほどなくベトナムのルールに順応します。そのスピードが速いのは、すでにいろいろな国のルールが脳に刻み込まれているので、「ベトナムのルールは、日本とアメリカと韓国のベクトルを組み合わせたこのあたり」というような応用ができるからです。

ちなみに、これを「汎化《はんか》（generalization）」といいます。**アウェー体験が豊富だと、スイッチの切り替えだけでなく、この汎化もスムーズにできる**ようになるのです。

ホームがあるからアウェーで戦える

生まれたばかりの赤ちゃんにとっては、まさにこの世のすべてがアウェーです。アウェーどころか赤ちゃんには、自己と外界の境目すらわかりません。だから、さまざまなものに触れながら、触れられたという感触のある範囲が自分の身体であるという「ダブルタッチ」を通して自己を認識していきます。それが人生最初の試練です。

さらにハイハイしたり、「新生児模倣」といって親のやることを真似したりしながら、少しずつこの世界のルールを覚え、最適な対応を習得していくのです。

では、赤ちゃんが、誰に教えられたわけでもないのに、アウェーで過酷なチャレンジを続けられるのはなぜなのでしょう。

それは、「安全基地」があるからにほかなりません。イギリスの心理学者であるジョン・ボルビー氏によれば、赤ちゃんは親や周囲の大人が自分を安全に保護してくれていることを知っているので、安心して未知の世界でいろいろなことを試すことができるのだそうです。

そして、これは成人になっても同じだといえます。アウェーというのは、予測の手がかりのない、非常に不確実性の高い場所です。そういうところに何もない状態で放り込まれたら、本当なら不安で身動きができなくなってしまいます。でも、「最悪の場合はここに戻ればいいのだ」という安全基地があれば、その不確実な状態をそれほど怖がらずに、楽しむことすらできるのです。

ということは、**アウェーで戦えるようになるためには、まず、ホームグラウンドと呼べる場所を確保すればいい**ということになります。

ただし、赤ちゃんの場合はそれを両親が提供してくれますが、大人になったら自分で見つけなければなりません。

「自分にとっては日本という国がホームなのだ」という強い自覚があれば、世界に飛び出すことの精神的なハードルはぐっと下がるはずです。いま勤めている会社がホームだと思える人は、会社を辞めさせられるようなものでなければ、どんな挑戦だってできます。

あるいは、安土桃山時代に日本にやってきた宣教師のように、宗教だってホームにな

安全基地があると、チャレンジできる

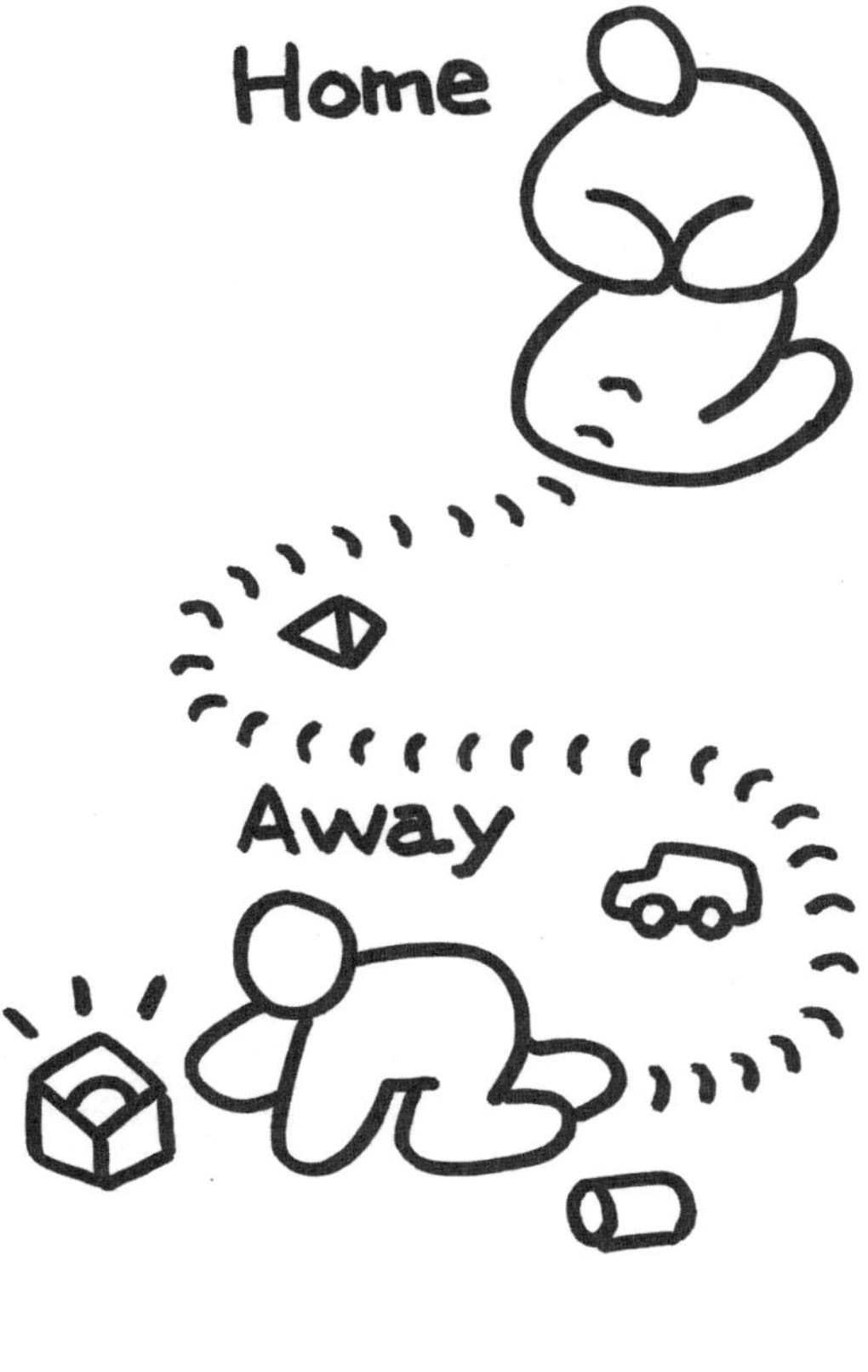

る。彼らは自分たちの宗教であるキリスト教を微塵《みじん》も疑っていませんでした。だから、日本というアウェーでどんなに迫害を受けても、布教を続けることができたのだといっていいと思います。

これは、言葉を換えれば、**骨太のプリンシプルを自分のなかにもっていないとアウェーでは苦戦を強いられるということであり、そのプリンシプルを養うのがホームグラウンド**なのです。

つらいと感じるとき、脳は成長している

文脈の読めないアウェーでは、どちらに行ったらいいかわからずすぐに道に迷うし、踏み出した方向が思いどおりの結果につながらないということもよくあります。何より、そこをホームグラウンドにしている人たちが苦もなくやっていることを、自分だけがうまくできないというのはたいへんな苦痛です。

しかし、**苦痛を感じるのは、脳にとっては決して悪いことではありません。**それどころか、それはむしろ歓迎すべき状態なのです。

脳が成長するとは、簡単にいうと、脳内の神経細胞ニューロンをつなぐシナプス結合が変化するということをいいます。それによって新たな回路が構築され、それまでできなかったことができるようになるのです。

ただし、脳内の回路はいったんできあがると安定してしまうので、シナプスをつなぎかえるといっても、そう簡単にはいきません。そのためには脳に負荷をかける必要があります。

現在の自分の能力ではできないことに何度も何度も挑戦する。そして、ようやくその壁を越えられたとき、脳内に快楽物質であるドーパミンが放出され、ようやくシナプス結合が変化するのです。羽生結弦選手の著書にも、最初はなかなかサルコウが決まらなかったけれども、練習を重ねるうちにだんだん自信がついてきて、跳ばなきゃという感じが薄れてきた、すると「連覇」「最高得点」というメディアの期待もプレッシャーにならなくなり、逆に負けたくないという気持ちが強くなって興奮物質が出るようになり、それで自分の中の引き出しがどんどん開くようになったという内容の記述があります。

ただ、それがうまくできるようになるまでは、脳はひたすら苦痛にさらされ続けます。

最近の研究によれば、どうも右の前頭葉に、学習の進行状況をモニターしている領域があって、慣れていないことや不得手なことをやっていると、そこが「つらい」という信号を出すようなのです。

なぜそんな領域があるのか。おそらく、脳は常にどれくらい負荷がかかっているかを知っておきたいのだと思います。

つらいと感じているときは、簡単にできることではなく、さらなる高みを目指して新たな分野にチャレンジしているということですから、脳は確実に成長しているのです。

一方で、脳には楽をしたがるという癖もあります。以前、マタギの人たちと話したとき、彼らはこんなことをいっていました。

「熊を見つけたら気づかれないように、風下からギリギリまで近づいて撃つのが基本だが、近くに行けば行くほど危険も増す。そういう命を懸けた駆け引きの末に獲物をしとめたときの喜びはなにものにも代えがたい」

けれども、そんなマタギの人も、「山小屋で朝、目覚めたときに外が雨だと、猟に出られなくて悔しいというより、どこかホッとする気持ちのほうが強い」と。

負荷をかけたほうが、脳は成長する

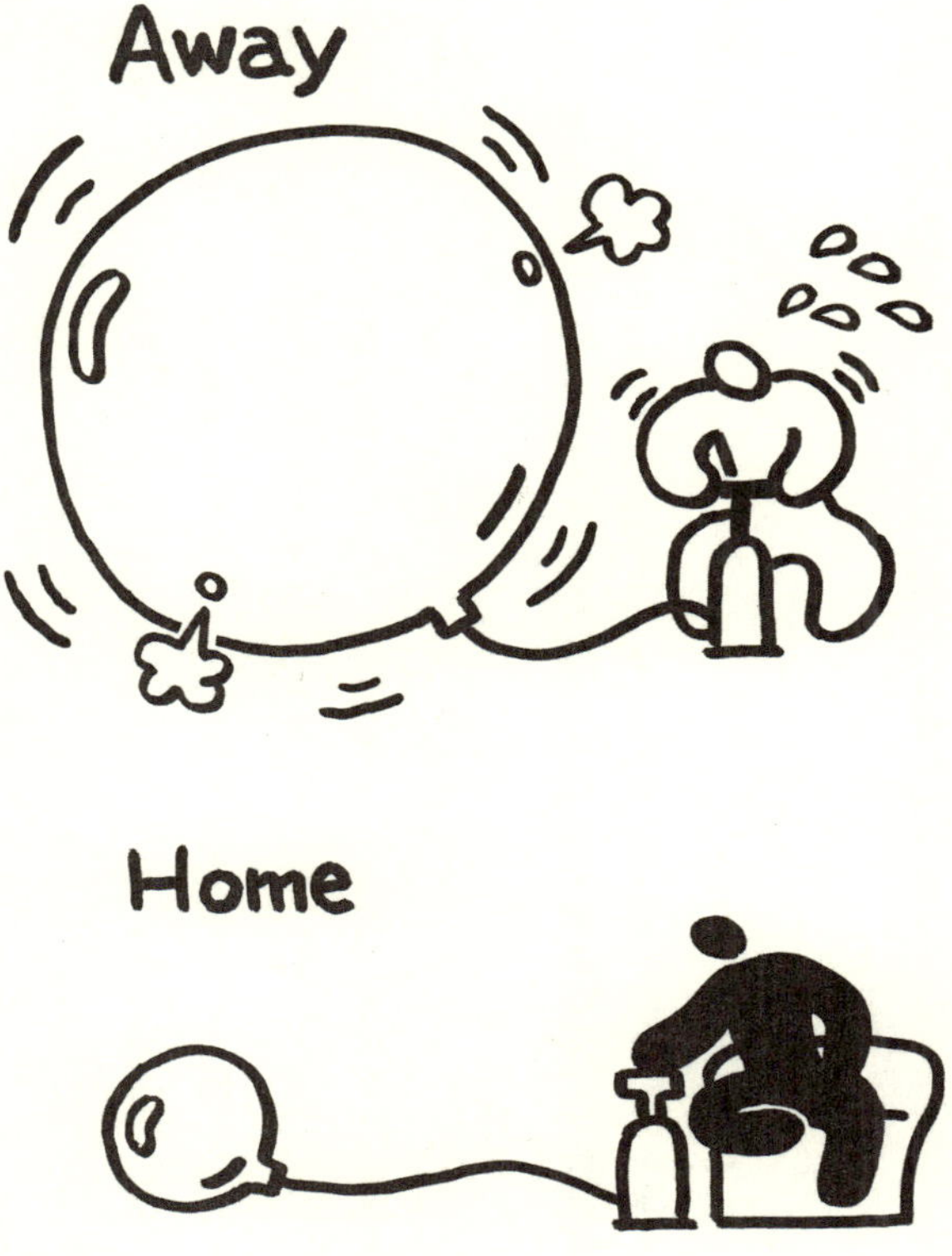

態を撃つ快感を知っているマタギであっても、最初の一歩を踏み出すのはエネルギーが要るのです。

ましてや**ホームグラウンドで負荷の低いことばかりやっていたら、脳はその楽な状態に慣れてしまって、あえてつらいことや面倒なことに挑戦しようという気力はどんどん衰えていってしまいます。**

ところが、アウェーのフィールドに立てば、いくら楽をしようと思っても、周囲の状況のほうがそれを許してくれません。つまり、そこでは苦痛という脳を鍛える機会が自動的に手に入るのです。

ついでにいえば、**思い切り失敗し傷ついたほうが、その後の成長の度合いは大きくなります。**だから、アウェーに出たらとにかくじっとしていないで、大胆に動き回ることです。

スキーがうまくなりたいのなら、ゲレンデでどんなに無様な姿をさらそうが、人よりたくさん滑ればいい。スケートだって転ぶことを恐れていたら、三回転ジャンプを決められるようになることなんて絶対にありません。

何だって最初はうまくいかないということを、子どもはよく知っています。だから彼らはそれほど失敗を恐れない。ところが大人になると、なぜか失敗をいけないことのように思い、安全な道ばかりを行こうとする人が増えてきます。とくに、日本にはそういう大人が多いような気がしてなりません。

それは、脳を甘やかし、自分の可能性を狭めてしまっているのだということに、早く気づかないともったいないと思います。

リラックスしながら集中するのがベスト

出張でアメリカに行った際、現地の取引先の部長から、「明日、わが家でちょっとしたパーティーを開くのだけど、来ない」と誘われたとします。

翌日行ってみると、けっこうな人数が集まっています。慌てて同じ会社の日本人スタッフを探すものの見当たりません。どうやら日本人は自分ひとりだけ。

この状況は、日本に生まれ育って海外経験のない人にとって完璧にアウェーです。

このとき、脳はどのような状態になっていると思いますか。

話しかけられたらちゃんと答えられるだろうか。ここにある飲み物は勝手に飲んでいいのか、それとも勧められるまで待つべきなのか。そういうさまざまな不安要素が渦巻き、極度の緊張を強いられている。

一方で、いったいみんなが何の話をしているのか理解しよう、あるいは変なことをして恥をかかないために、周りの人たちの一挙手一投足も見逃すなと、ものすごい集中力を発揮している。

このように、**緊張しながら集中しているというのが一般的**ではないでしょうか。

しかし、アウェーで戦うとき、脳がこの状態にあるというのは、あまりいいことではありません。

問題は緊張にあります。

緊張というのは、外界との交流を遮断して自分を守ろうとしている状態をいいます。

そして、脳がこうなってしまうと、**何か新しいことを吸収しようと思ってもなかなかうまくいかない**のです。

また、**緊張するとパフォーマンスが著しく低下**します。

緊張するとパフォーマンスが低下する

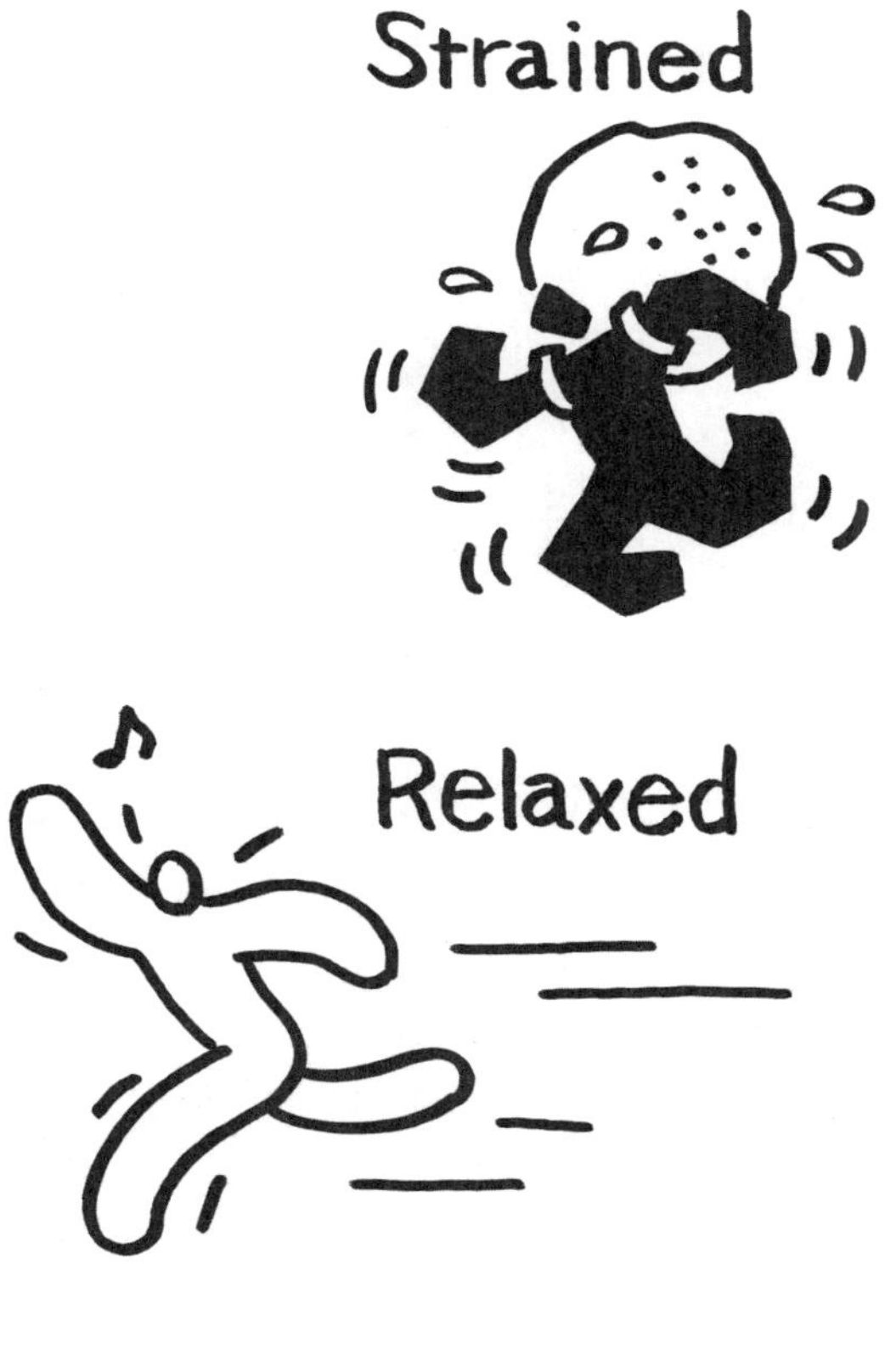

しまうのです。

「居つく」という言葉をご存じでしょうか。ひとつのことにとらわれて心が固まってしまっている状態をいい、武術ではこうなることを厳しく戒めています。たとえば、剣を構えているとき、相手の剣先に意識が集中してしまうというのは、まさに居ついているという状態で、こうなると、相手のとっさの動きに身体が対応できず、簡単に斬られてしまうのです。

緊張しているというのは、この居ついている状態と同じだといっていいでしょう。

では、**アウェーに適した脳の状態は何か。リラックスし、なおかつ集中しているという状態です。**

羽生結弦選手は二〇一七−二〇一八グランプリシリーズ初戦のロシア大会で、フリーでは初挑戦の四回転ルッツを成功させました。「それまでの一年間、練習も私生活もすべてスケートのために使ってきたという自信があったので、思い切って自分の身体を信じることができた」と、後に彼は著作の中でこのときの自分を振り返っていました。まさにリラックスしながら集中していたのでしょう。彼が「心から笑顔を出せる曲」と語っている『ＳＥＩＭＥＩ』をフリーのプログラム使用曲に選んだこともよかったのだと思います。

また、僕がいまでも忘れられないのが、二〇〇九年の陸上世界選手権男子百メートルで九秒五八という驚異的な世界新記録を出したウサイン・ボルト選手。テレビカメラを通した彼の映像には、緊張感のかけらもみてとれず、僕にはまるで遊んでいるかのように見えました。

しかし、それは彼が特殊なのではありません。長野オリンピックスピードスケート金メダリストの清水宏保氏によれば、世界新記録を出すようなときというのは、身体から余計な力が抜けていて、感覚としては目いっぱい頑張っているというより、むしろ流している状態に近いのだそうです。

リラックスしながら集中するには、まなじりを決した険しい表情よりも、笑顔のほうが向いています。平昌オリンピックカーリング日本女子チームが掲げた「キープスマイル」のスローガンは、実に理にかなっているといっていいでしょう。また、そのカーリングのハーフタイムに、お菓子や果物を食べる彼女たちの姿が話題になった「もぐもぐタイム」も、単に栄養補給だけでなく、リラックスし集中力を高めるのに有効だといえます。

アスリートやクリエイターなどがしばしば入り込むこの領域のことを、アメリカの心理学者であるM・チクセントミハイは「フロー状態」と呼び、人はこの状態にあるとき最も高いパフォーマンスを発揮すると主張しています。

そして、この**フロー状態にあるときの脳が、まさにリラックスしながら集中しているの**です。

脳というのは、意識は前頭葉、記憶や言語は側頭葉、視覚は後頭葉、空間認識は頭頂葉というように、部位によって果たす役割が異なります。

そこで、フロー状態にある脳を調べてみると、脳の真ん中あたりにある「ディフォルト・ネットワーク」が活性化している。

このディフォルト・ネットワークというのは、一風変わっていて、何もしていないときに活動するところなのです。

要するに、**何かあったらすぐに動けるよう、脳がアイドリングをしているのがディフォルト・ネットワークが働いている状態**だと思ってもらえばいいでしょう。

転校生が新しい学校で初日を迎えるときのことを想像してみてください。「勉強についていけるだろうか」「クラスになじめなかったらどうしよう」という不安と、「どんな友だちができるだろう」「かわいい女の子がいたらラッキー」という期待が、頭のなかでは行ったり来たりしているはずです。こういうときは間違いなく、ディフォルト・ネットワークが活性化しているといえます。

ところが、大人になって社会的な地位や肩書のようなものを背負うようになると、「自分はこういうものだ」とそこに居つくようになってしまう。そうすると、不安と期待の狭間で揺れ動くようなシチュエーションを経験する機会が徐々に少なくなります。その結果、ディフォルト・ネットワークの働きが悪くなってしまうのです。

アウェーに行くと、不安ばかりが大きくなり、緊張で低いパフォーマンスしか示せないという情けないことになってしまうのは、ディフォルト・ネットワークが錆《さび》ついているからにほかなりません。

しかしながら、この**ディフォルト・ネットワークは、トレーニングを積めばよみがえらせることができます。**

アウェーで緊張するというのは、人間だけではありません。野鳥を捕まえて狭い鳥かごで飼おうと思っても、普通は緊張でエサを食べられずにすぐ死んでしまいます。ところが、人間はスペースシャトルで宇宙に行き、無重力という未知の空間にいるときでさえ、カメラに向かって冗談をいえるくらいリラックスできるのです。

失敗のダメージは最初がいちばん強い

アウェーの緊張を乗り越えるには、アウェー戦をたくさん経験すること。いわゆる場数を踏めばいいのです。

アウェーでは自分のなかに文脈がないので、どうふるまうのが最適解なのか予測がつきません。つまり、ホームに比べて、間違えたり失敗してしまったりする可能性が高い。それが嫌だから緊張するのです。

けれども、それは裏を返せば、失敗したことがないからそうなるともいえます。いつもホームにいて、失敗することに慣れていないと、失敗して笑われたり叱られたりすることがたまらなく恐ろしいことに思えてしまう。それで、必要以上に緊張してしまうのです。

場数を踏むと、ショックが小さくなる

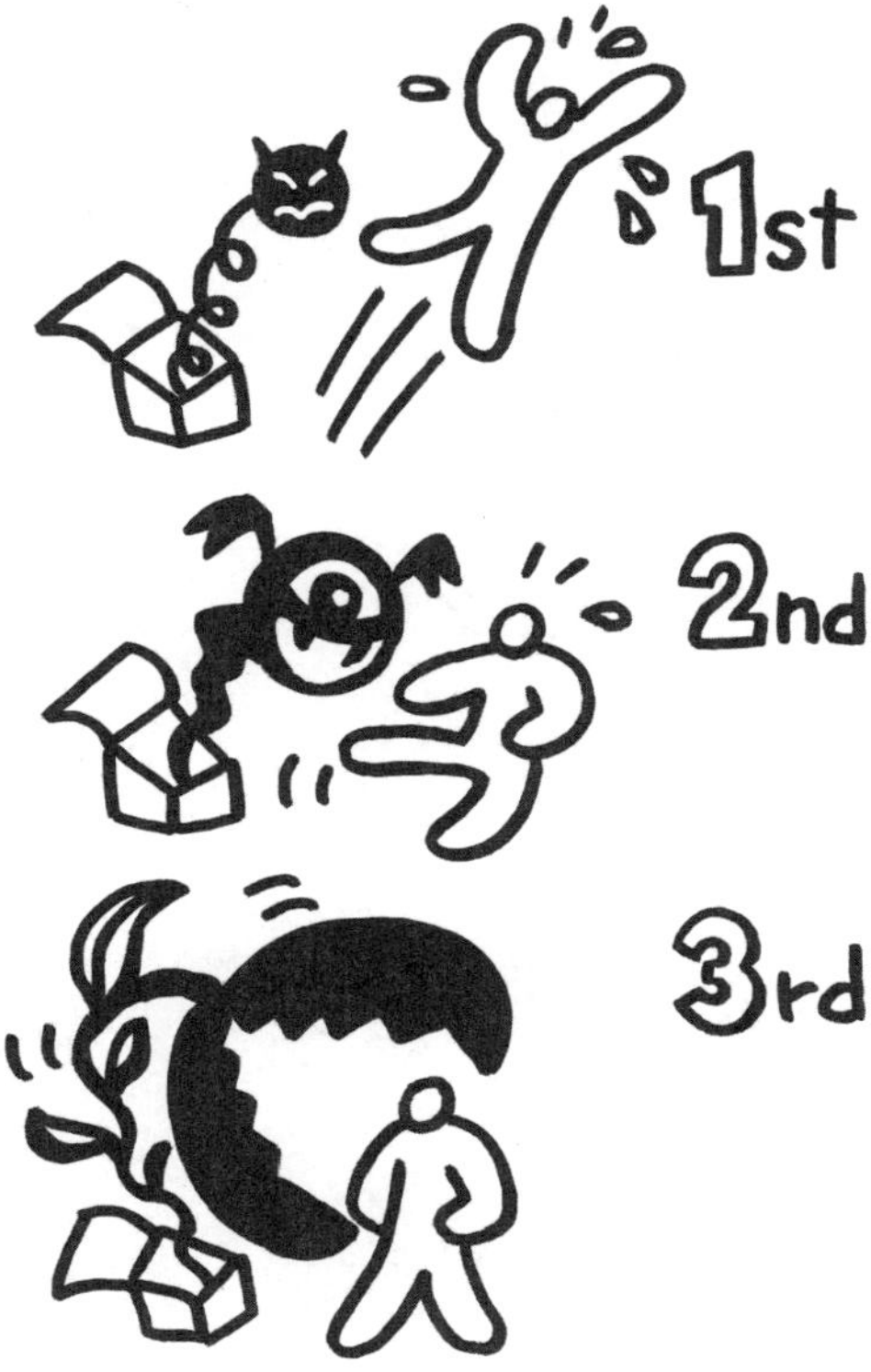

しかし、笑われて恥をかくなどというのは、実際経験してみるとそれほどたいしたことはありません。僕は国際学会に出席すると、どんなセッションでも必ず一回は質問すると決めています。世界中の専門家が集まっているところで、ましてや母国語ではない英語で発言するのですから、最初のころは僕だってかなり緊張もしたし、正直顔が真っ赤になるような経験もしました。けれども、いまはなんとも思いません。むしろ発言することが快感ですらあります。

つまり、**失敗というのは、一回目こそインパクトが大きいものの、繰り返していると自分のなかの刺激は、どんどん弱まってくる**のです。

だから、失敗が怖いという人は、とにかく勇気を出して失敗というのがどういうものか、一度自分で経験してみるといいでしょう。

さらにいえば、自分にとって初めてのことや不慣れなことを、日ごろから意識してやるようにするのです。

通勤ルートを毎回変える、いままで入ったことがない店でランチを食べる、いろいろな異性とデートをする……初めてのことなら何でもかまわないし、どんなものでも効果はあります。

どうも脳のなかには、初体験のときに活動する回路が備わっているようなのです。まだ完全には解明されてはいませんが、どうも前部帯状皮質がその一部ではないかといわれています。

ただ、**初めての経験が多ければ多いほどこの回路が鍛えられる**ということは、どうやら間違いないようです。そして、この回路は、初めてのことならそれが何であろうと関係なく、使い回しが効くということもわかっています。

これはどういうことかというと、たとえば、新しい顧客の前でプレゼンテーションをするというとき、普段からこの回路をよく使っている人は、そうでない人に比べ、緊張せずに行うことができるのです。

また、この回路が弱い人は、新たな状況に直面すると、脳を総動員して対応しなければなりませんが、回路ができている人は、未知への対応をその回路が効率よく引き受けてくれるため、脳のその他の部分を別のことに振り分けられる。それゆえ初めてのことであっても、うまくいく確率が高くなるのです。

リハーサルというのも同じように、たとえば、ステージ上で何かパフォーマンスをするなら、その動作を初めて行うことでかかる脳の負担を、あらかじめリハーサルすることで取り去っておいて、本番では他のことに使える脳の容量を増やすという効果があります。

初めての体験に慣れておくというのは、アウェーで戦うためのリハーサルを日常的に行うことだといっていいかもしれません。

アウェーで自分が見えてくる

夏目漱石がある日、ロンドンの街を歩いていると、向こうから黄色い顔をしたサルのような男がやってくる。「なんだ、あいつは」と思って近づいてみたら、それはショーウインドーに映った自分の姿だとわかって愕然《がくぜん》としたという、有名なエピソードがあります。

三十三歳でイギリスに留学した漱石は、人種差別を受けて神経衰弱に陥ったといいますから、異国での生活は、彼にとってかなりつらいものだったのでしょう。

しかし、そういう経験をしたからこそ、漱石は「自分とはいったい何者であるか」ということを深く考えるようになったのだともいえます。日本にずっといて高校の英語教師を続けていたら、『吾輩は猫である』も『三四郎』も、世に出ることはなかったに違いありません。

つまり、漱石はイギリスというアウェーに行き、そこで自分という人間を、初めて他者の目で見つめることができるようになったのです。

このように、**自分自身をあたかも第三者のように見ることを「メタ認知」といいます。**

このメタ認知は、ホームにいて毎日同じことをやっているうちは、なかなかできるようにはなりません。**これを身につけるには、漱石のようにそれまでとは違う環境に放り込まれるというアウェー体験が必要**なのです。

漱石ほどではありませんが、僕にも似たような経験があります。大学四年生のときに、理学部物理学科の僕は、法学部の彼女にふられてしまいました。当時の僕は、彼女がしばしば口にする「何歳で教授になって、そのとき年収はいくらで」というような将来の話が、まるで理解できませんでした。なぜそういうことをいま話さなければならないのかということが、まるでわからなかったのです。

それで、ついに彼女から愛想をつかされてしまった僕は、急に不安になりました。そういう感覚がないまま物理の研究を続けていても、僕は社会に受け入れられないかもしれない。それで、卒業すると法学部に入り直したのです。

ところが、そこは僕にとって完璧なアウェーでした。周りにいる人と話をしてもまるで接点が見つからず、授業はどうしてもそれほどおもしろいとは思えない。まさにこの法学部時代は、漱石がイギリスで味わっていたのと同じような違和感に包まれた二年間でした。

けれども、これが僕の人生にとってムダだったかといったら、そんなことはありません。なぜなら、この二年間があったおかげで、自分の行くべき道はこっちなのだという確信がもてたからです。

その後、大学院で理学系の研究室に戻った僕が、自信をもって物理の研究に専念できるようになったのはいうまでもありません。

要するに、**ホームにいて、これが自分自身なのだと自己肯定しているときの自分とい**

メタ認知ができる人は強い

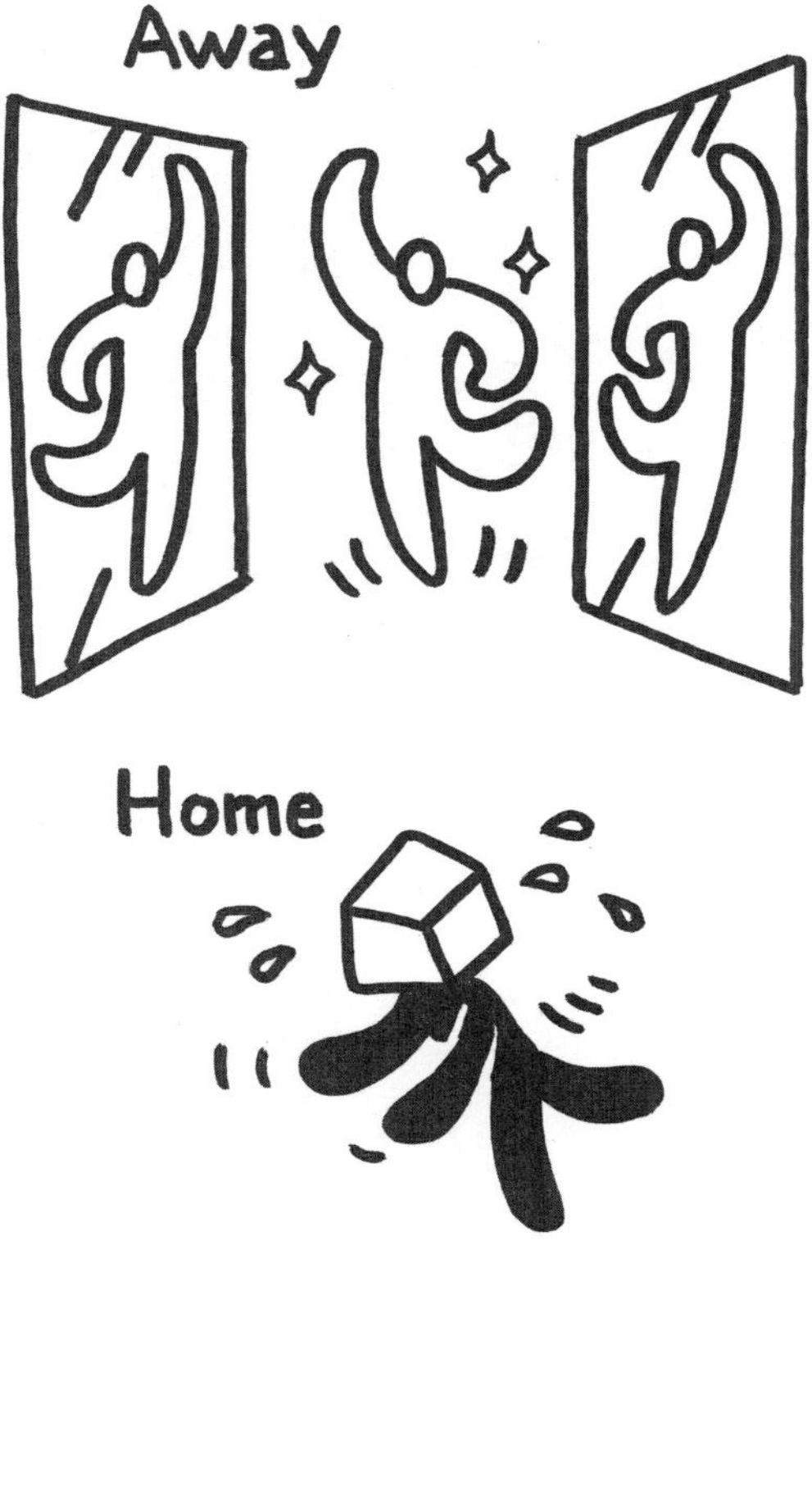

うのは、ものすごくもろいのです。

ホームにずっと閉じこもっていると、メタ認知という視点がないので、そこにはいま自分が認識している自分しかいません。これは、裏を返せば、自己否定をすると自分の存在が失われてしまうことを意味します。だから、絶対に自己否定ができない。ひたすら自分を肯定し、他者を否定するしかないのです。

しかし、**人間は本来、いろいろな可能性に満ちあふれているのであって、自分が気づいている部分というのは、その一部**にすぎません。

では、いまだ眠っている可能性を引き出すにはどうしたらいいか。簡単です。その**可能性を開花させてくれるところに行けばいい**のです。

いまさら苦しい思いをして新しい可能性を引き出さなくても、いまのままでいい。もし、そう思うなら、その人はすでに精神が老人になってしまっているのです。

退屈を感じなくなったら危険信号

海外旅行に慣れていないうちは、そこが日本ではないというだけで、ハワイでもサイパンでも、空港に降り立つとつい身構えてしまいますが、パスポートのスタンプが増えるにつれて、初めての地でもそれほど緊張しないようになります。

そうすると、周囲を見渡す余裕も出てくるし、経験値からこの道は安全かどうかといった判断もできるようになる。つまり、自由度がそれだけ広がるのです。

それは、「自分のホームがそれだけ拡張した」といういい方をしてもいいかもしれません。

また、ハワイの快適さに魅せられて向こうに拠点を移してしまえば、今度はハワイがホームで日本がアウェーになるということも考えられます。

とにかく大事なのは、どこにいても常にアウェーを探している、あるいはアウェーを感じているということ。**未知の世界で次々起こる予測できない変化を、ドキドキしながら楽しんでいる状態こそが、脳を活性化させる最高の環境**なのです。

ニュートンが田舎に疎開しているときに万有引力の法則を発見したのは、決して偶然ではありません。田舎や疎開という非日常的な時間や空間はまさにアウェー。そして、アウェーで脳が活発に働いていれば、ひらめきや創造も当然起こりやすくなるのです。

「最近、退屈だな」と感じたら、それは脳が「もっと刺激を与えてほしい」と要求しているということですから、アウェー体験が不足しているのかもしれません。

ただし、**退屈を感じられるのは、脳がきわめて正常に反応している証拠**です。子どものとき感じた退屈の強さを思い出してください。子どもにとってはアウェーにいることが正しい状態なので、そうでないとたちまち退屈を感じるのです。

ところが、大人になると退屈を感じない人が増えてきます。刺激に満ちた生活を送っていて退屈を感じる暇がないというなら問題はありません。しかし、毎日同じようなことを繰り返していながら、それを退屈だとも感じないという人は要注意。もしかしたら、ホームに安住しすぎて、退屈を感じることすらできなくなっているのかもしれないからです。

そういう人は、一週間に何回、緊張を感じる場面に遭遇したかを、モニターしてみるといいでしょう。もし、まるでそういうことがないというなら、それはアウェー体験を全然していないということです。

リラックスしながら集中するのが、アウェーにおける正しい脳の使い方ですが、どん

退屈したら、次のアウェーへ

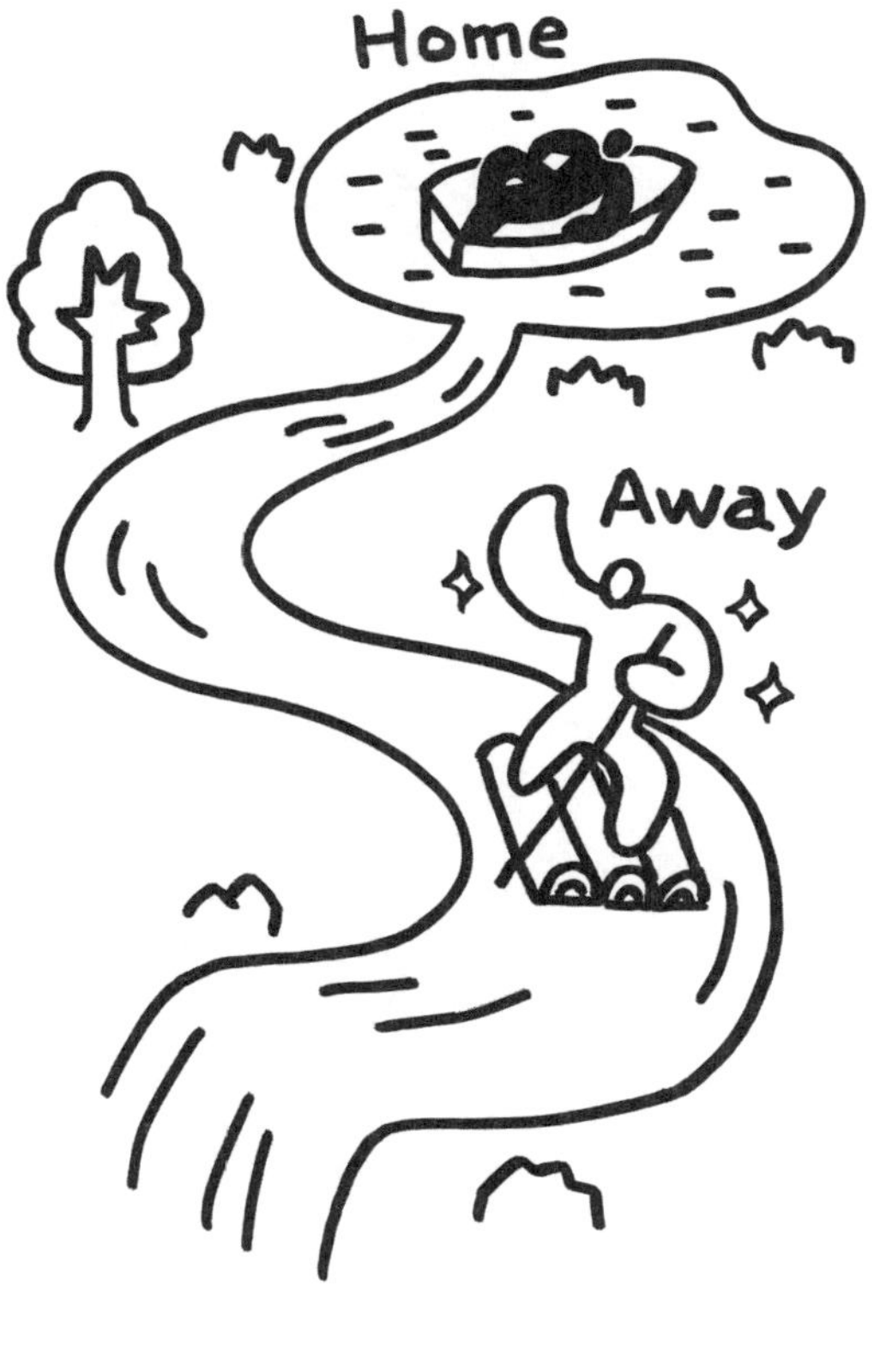

なにアウェーの達人でも、初めてそこに足を踏み入れるときは、やはり不安や緊張と無縁ではいられません。

つまり、**退屈も緊張も感じないというのは、平和なのではなく、きわめて危険な状態**なのです。こういう人は、いまいる環境が少しでも変われば、なすすべもなくあっという間に淘汰《とうた》されてしまうでしょう。

アウェーはホームに比べれば、たしかに居心地はよくありません。しかし、その居心地の悪さは必ず乗り越えられます。そして、その先にある大きな果実を手にするたびに、あなたの脳は活性化し、生命力は高まっていきます。それを信じて、**まず一歩踏み出すこと**です。

第2章

必ず結果を出せる脳の育み方

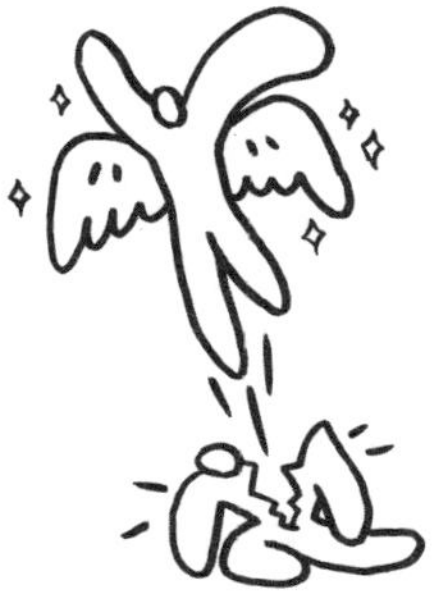

自分が何者かを決めつけてはいけない

ホームグラウンドとアウェーのどちらが安全かといえば、それは、文脈を熟知していて最適解が容易にわかるホームに決まっています。

しかし、何かの事情でホームから出なければならなくなったり、外部から侵食を受けるなどしてホームが変化してしまったりということもないわけではなく、その場合、居心地のいいホームしか知らない人は、途端に生きる術《すべ》を失い、生命の危機にさらされることになります。

その点、日ごろからアウェーに慣れている人は、多少足元がぐらつこうがそうそううろたえたりはしません。そう考えると、**ずっとホームのなかにいるという生き方は、実はかなり危険**なのです。

また、仮にホームにさしたる変化が起こらず、なおかつそこから出なければならなくなるような状況に見舞われなかったとしても、やはりホームに安住することを選んだ人は、とびきり大きな喜びを味わうこともできないでしょう。なぜなら、**ホームにい続け**

るというのは、脳にとって好ましいことではないからです。

誕生日に突然、思いもかけない人からプレゼントをもらったら、これはかなり感激します。ところが一カ月も前から、「来月の誕生日にはプレゼントをあげるよ」「あと一週間だね、もう用意したよ」「明日の朝渡すから楽しみにね」と毎日のように言われていたらどうですか。当日プレゼントを手にしても、それほど喜びを感じはしないでしょう。

このように、あらかじめ起こることが確定していることを脳は好みません。**脳が好きなのは、予想外のできごと**なのです。多くの人がギャンブルに魅せられるのは、勝つか負けるかやってみるまでわからないという、スリルとサスペンスに満ちた状況が快感だからにほかなりません。馬券を買うときは誰だって当たってほしいと思うものですが、もし、毎回必ず当たるとわかっていたら、誰も競馬をやろうとはしないはずです。

この不思議な性質は、脳の可塑性に起因するといえます。**脳は変わる、ゆえにいつも変わりたがっている**のです。

そして、変わるというのは、成長し発展するということと同じ意味です。

平昌オリンピックフィギュアスケート男子で、圧倒的な存在感を示して連覇を果たした羽生結弦選手ですが、ソチで金メダルを獲得してからは、何度も大きなケガに見舞われるなど、決して順風満帆だったわけではありません。しかし、彼は、「それ（ケガ）は勇気をもっていろいろなものにチャレンジしてきたから」と、まったく気にしていません。四年後に再び栄冠を勝ち取るには新しい技術の習得が不可欠だと、理解していたからです。これは、脳科学的にみればきわめて正しいといっていいでしょう。

一度成功したからといってそのやり方にしがみつこうという発想は、裏を返せば、「自分はここまでの人間」と決めつけているということです。しかし、これほどもったいないことはありません。なぜなら、**人間の脳はそれこそ無限に発展する可能性を秘めているから**です。

羽生選手はどんなに素晴らしい成績を挙げても、自分はまだ発展途上であるとわかっているから、変わることをまったく恐れない。だから天才なのです。

ところが、世の多くの人たちは羽生選手ほどの実績も残していないというのに、すでに自分のことを完成形だと思い込んでしまっています。

名刺に刷り込まれた肩書を、何の疑問もなく受け入れている人はよく考えてみてください。あなたがいまの仕事に就いていなければならない必然性などどこにもないのです。僕はいま、「脳科学者」と一応名乗っていますが、そんな言葉で自分を規定しようとは、昔もいまもまったく思っていません。

僕はかつて『プロフェッショナル 仕事の流儀』（ＮＨＫ総合）の司会を務めていました。取材対象のひとりとして僕に会いに来たＮＨＫのディレクターが、たまたま帰り際に「そういえば茂木さん、テレビ番組の司会には興味ないですか」と言ったことに対し、「ないこともないですよ」と答えたのがきっかけで引き受けたのです。

もし僕が、自分のことを「脳科学者だ」と決めつけていたら、そんな返事はしなかった、いや、できなかったはずです。それに、ディレクターも脳科学者然としている人に、そんなことは言わなかったでしょう。つまり、**自分を規定してしまうと、相手もそれを受け入れたうえで関係を築こうとしてしまうので、発展の機会はますます失われる**ことになります。

このように、自分で自分の「枠」を決めてしまうというのは、百害あって一利なしなのです。

しかしながら、脳というのは暗示や思い込みに弱いという性質があるので、いったん「自分はこうだ」と思い込んだら、なかなかその枠から出られません。枠から自由になるには訓練が必要です。

いちばん簡単で効果的なのは、いつもやらないようなことをやってみることです。たとえば右利きの人なら、あえて左手で箸《はし》を持って食事をするのです。そうすると、右手ほどスムーズに箸を操れないので、ストレスを感じます。それは普段とは違う脳の使い方をしているからにほかなりません。

通勤ルートを変えるのもいいし、いつもオフィスの机で仕事しているなら、喫茶店にノートパソコンを持っていってやるというのも悪くありません。

要するに、思い込みというのは脳の回路が固定化しているということですから、その回路から外れたことをやることによって、こういう使い方もあるということを脳に気づかせればいいのです。

型にはめると、脳の成長が妨げられる

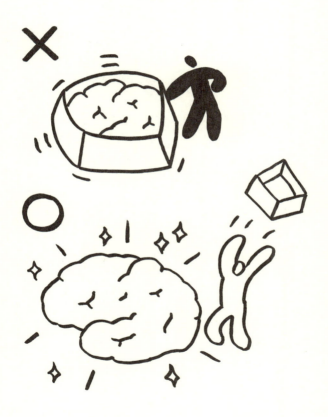

だまされる人のほうが伸びる

「将来、自分が何になるのか」を考えると、どこか気持ちがざわざわして落ち着かなくなるというのは、きわめて正常な脳の状態だといえます。

どんなに優秀な脳であっても、自分の未来がどうなるかを言い当てることはできません。なぜなら、この世界は偶有性に満ちているからです。

予想できることと予想できないことが入り混じり、時に規則的で時にランダムにものごとが起こる。これを「偶有性」といいます。

いかなる人もこの偶有性と無縁で生きてはいけません。だから、**偶有性を楽しめるようになることが大切**なのであって、それがすなわち、アウェーでも力を発揮できるということです。

かくいう僕も、人生がこのまま何事もなく過ぎていくとは夢にも思っていません。だから、五年後、十年後の自分の姿によく思いを馳《は》せます。もし脳科学者でなければ、僕は何をやっているのだろう。緻密《ちみつ》な作業は苦手なので料理人は無理だけど、気配りは得意だからレストランのウェイターやメートルドテルはけっこう向いているかもしれない。そんなことをしょっちゅう考えているのです。

夏目漱石の『三四郎』に、「ロマンティック・アイロニー」という言葉が出てきます。思春期から青春期のころ、「偶有性の海のなかで、自分はこれからどういう人生を歩んでいけばいいのか」ということを、自分の内面と向き合って考える時間、それがロマンティック・アイロニーの意味です。

ちなみに、僕はいま五十代半ばです。「そんな年になればお前にはもう、人生の行方を夢想するような時間なんて要らないだろう」という声が聞こえてきそうですが、実年齢は関係ありません。**偶有性が楽しめるうちは、年齢がいくつだろうとその人は若い。**だから、もちろん僕にもロマンティック・アイロニーは大いに必要だと思っています。

以前、ニューカレドニアのウヴェアという小さな島に行ったときのことです。

南太平洋のその島は、森村桂《かつら》が『天国にいちばん近い島』と描写した、コバルトブルーの海に浮かぶ美しい島です。島の周囲にはサンゴ礁が広がり、遠浅なのでかなり沖まで歩いていくことができます。

僕は最初、リーフの内側でシャコ貝を採ったり、寄ってくる魚にエサをやったりして遊んでいたのですが、ふと、サンゴ礁の端まで行ってみたくなりました。

しばらく歩いて行くと、足元の白いサンゴが突然途切れ、そこから先は海の色が、それまでの明るい青から群青に変わり、その奥には漆黒の闇がどこまでも続いています。海底まで数千メートル、いやそれ以上あるかもしれません。そして、水の下では、おどろおどろしい血の色をしたサンゴが揺れていました。

そんな海をそれまで見たことがなかった僕は、「海底深く引きずり込まれるのではないか」というたまらない恐怖に襲われて足がすくみ、空には南国の太陽が輝いているというのに全身が総毛立ちました。

アウェーという未知の場所では、こういう恐ろしい思いをすることが少なくありません。だが、何度そういう目にあっても、僕はそういう経験を避けて通ろうとはこれっぽっちも思いません。

ホームの常識が通用しない未知との出会いは、必ず僕を成長させてくれる。これまでの経験から僕はそれを知っています。それに、僕はまだまだ成長したいのです。

殻にこもっていては、成長できない

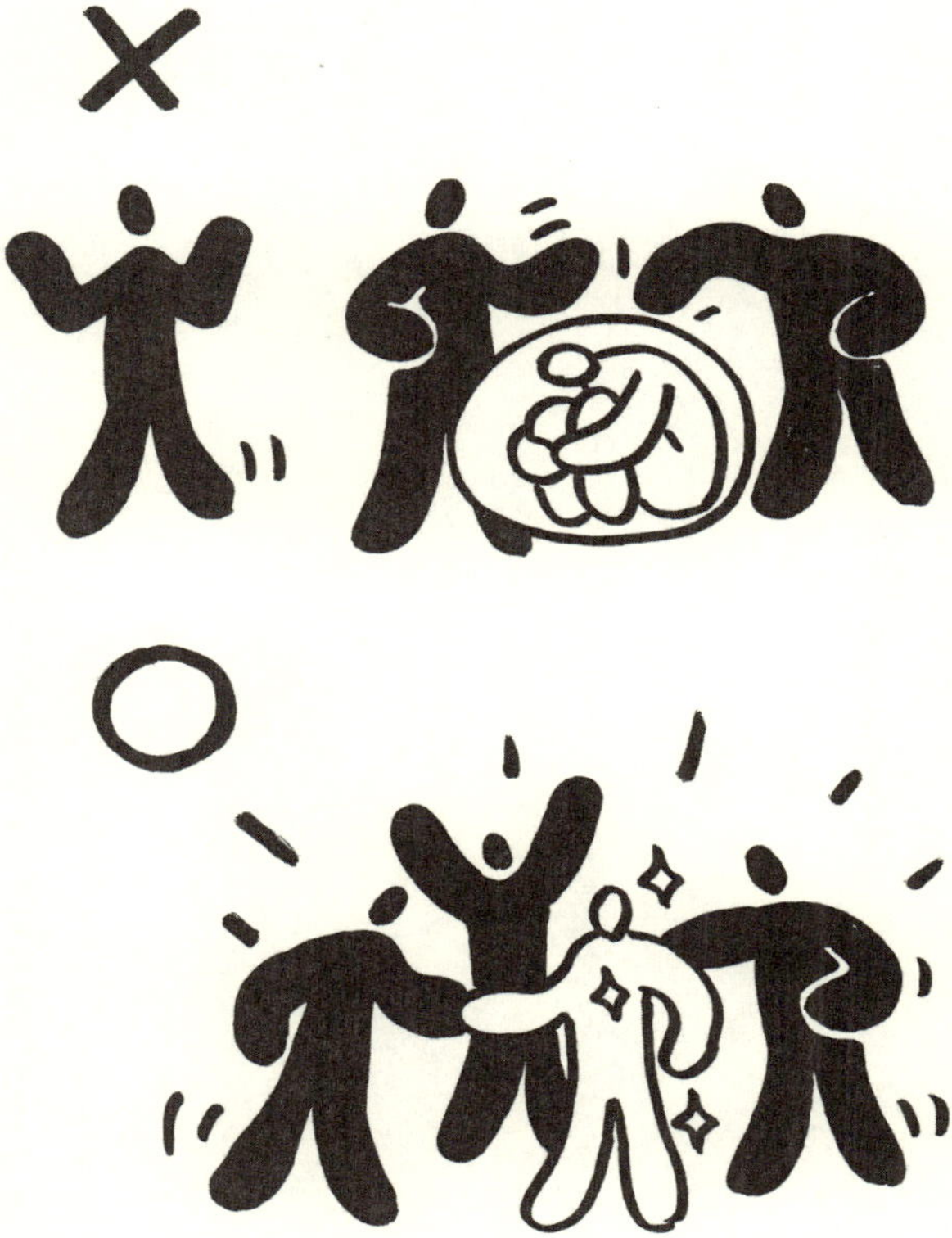

そこにどんな危険が潜んでいるかもわからないところに好んで足を踏み入れるのは、愚かなことなのかもしれません。でも、僕にいわせれば、**世界に対して無防備であるというのは良い愚かさ**です。

そういえば、小林秀雄はある講演のなかで「君子欺くべし」と言っていました。「君子というものは、簡単に欺かれるものだ。だまされまいと警戒ばかりしているような人は、大きな人ではない」という意味です。

だまされ、裏切られ、笑われる。そういうことを恐れないから、君子は普通の人はもっていない徳や知見を手に入れることができるのでしょう。

一方、固く殻を閉ざしていれば大けがはしないかもしれませんが、成長の機会もまた失われます。つまり、閉じるというのは悪い愚かさなのです。

反対を無視する勇気をもて

居心地のいいホームにずっといい続けると、人はだんだん臆病《おくびょう》になっていきます。そして、そういう人が何より大事にするのが、その場の空気。

たとえば会議でも、「こんなことを言ったら笑われないか」「上司の意見を否定するとまずい」「ここで質問したら流れが悪くなるかもしれない」というようなことばかり考えてしまうという人は、完璧に空気を読むという病に冒されています。

自分の意見よりも相手の顔色や気持ちを大事だと考えるというのは、短期的にはたしかに有効な処世術だといえるかもしれません。

しかし、人生という長いスパンでみると、**自分の主義主張をストレートに表現し、それを押し通す強さのない人は、確実に損をします。**

二〇一八年マリナーズに六シーズンぶりに復帰したイチローが、二〇〇一年メジャーリーグに挑戦したときのことを思い出してください。卓越したバッティング技術は、すでに日本のプロ野球界では証明済みだったものの、メジャーでも通用するという意見はほとんどありませんでした。

せいぜい二割八分がいいところだろう。非力だからレギュラーは難しい。そういうマスコミや著名な評論家の声は、当然、イチローの耳にも入っていたはずです。

でも、彼は挑戦をやめなかった。自分の主張を貫いて海を渡り、見事に結果を出しました。

もし、彼が「メジャーに挑戦など無謀だ」という周囲の声に耳を傾けて日本にとどまったなら、いまごろはそのバットで、日本のプロ野球記録をいくつも塗り替えていたことでしょう。でも、それで終わりです。メジャーリーグで十年連続年間二百本安打や二百六十二本のシーズン最多安打などの記録を達成し、世界中にその名を知らしめるという、さらに大きな成功を収めることはなかった。その実力があったにもかかわらず。

「人間には無限の可能性が秘められている」と、よく言います。だからといって、誰もが努力すれば、百メートルを九秒台で走れる身体能力を備えているわけではありません。けれども、脳の神経細胞のネットワークがいくらでもつなぎ変わることを考えれば、脳がどれほど発展するか、その可能性は文字通り無限だといえます。

臆病な人というのは、自らその無限の可能性に蓋《ふた》をしてしまっているようなものなのです。

空気を読むことを優先すれば、常識を外れる考え方や行動はしないほうがいいという結論に、容易に落ち着いてしまいます。しかし、自分のなかに「これだけは曲げられな

自分の主張を押し通す強さが必要

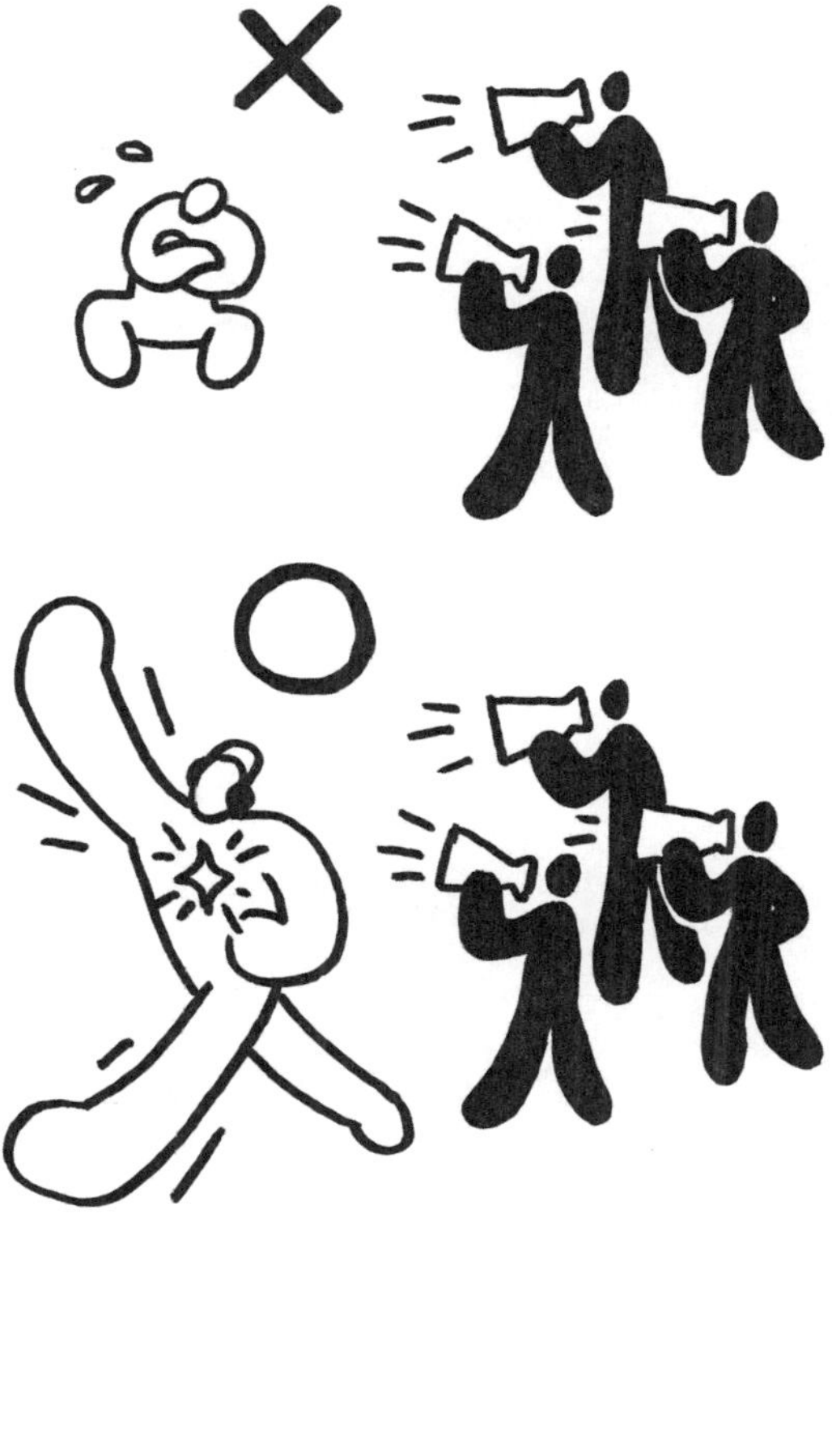

い」という気持ちがあるなら、それはあなたのプリンシプルなのですから、勇気をもって主張してみたらどうでしょう。

二〇一〇年に、『ハーバード白熱教室』（ＮＨＫ教育）で一躍日本でも有名になったマイケル・サンデル氏に、インタビューしたときのことです。北京大学で講演したばかりだと聞いていたので、まずそのときの様子をうかがってみました。ご存じのように中国は民主主義国家とは言いがたいし、人権に対する考え方も西側諸国のそれとはずいぶん違います。そういうところで、どうやってサンデル氏は「正義の話」をしたのか、気になったからです。

「北京の学生たちとは、熱く真摯《しんし》な対話をしました」

密かに僕が予想していた、「中国が特殊だ」とか「やりにくかった」とかいう言葉は、彼の口からはひと言も出てきませんでした。

私の話に共感してくれる人もいれば、そうじゃない人もいる。そんなことを気にしていても仕方がない。私はそこがどこだろうが、どんな相手だろうが、自分の信じることを言い続ける。

おそらく彼はこう言いたかったのでしょう。そして、すべての日本人は、彼のこの精神の強靭《きょうじん》さを学ぶべきなのです。

たしかに、慣れていない人にとって、非難や反論にさらされることは恐怖かもしれません。僕自身も学会で「クオリア」という概念を発表したときは、すさまじい非難を受けました。僕が耐えられたのは、「キリストやオスカー・ワイルドが当時の社会から受けた迫害は、こんなものではなかった」と知っていたからです。

常識に寄り添い、長いものに巻かれて生きていくのは、一見すると楽なようですが、果たしてそうでしょうか。**いま、私たちが常識だと思っていることが、これから先も常識である保証はありません。**

社会も変われば、そこで生きる人の考え方や意見も変わる。そんな危ういものに自分を委ねてしまうよりも、**自分の心の声に耳を傾け、それに従って生きるほうが、本当はよっぽど安定性が高い**と僕は思います。

ひとり高度成長のすすめ

日本の景気はアベノミクスの効果で拡大を続けていると安倍晋三総理は胸を張っていますが、その実態はというと、消費は伸び悩んだままで、デフレからも脱却できていません。一人当たりGDPも、気がつけばあのギリシャにも日本は抜かれてしまいました。

この体《てい》たらくの原因がどこにあるのかはともかく、僕が気になるのは、出口が見えないのは経済だけではなく、**一人ひとりの日本人からも元気が失われている**ということです。

これは、わからないではありません。人間は社会的動物なので、自分が属する社会の影響をどうしても強く受けるからです。NHKの連続テレビ小説『ひよっこ』に登場した一九六〇年代の東京の下町に暮らす人たちは、貧しくても毎日を生き生きと暮らしていました。それは、急激に成長する日本経済のエネルギーが強烈で、「今日よりも明日、今年よりも来年はすべてがよくなる」と、誰もが信じることができたからです。僕もかすかに覚えていますが、あのころはたしかに社会全体が前に進んでいて、日本人全体が

停滞した日本から、デカップリングする

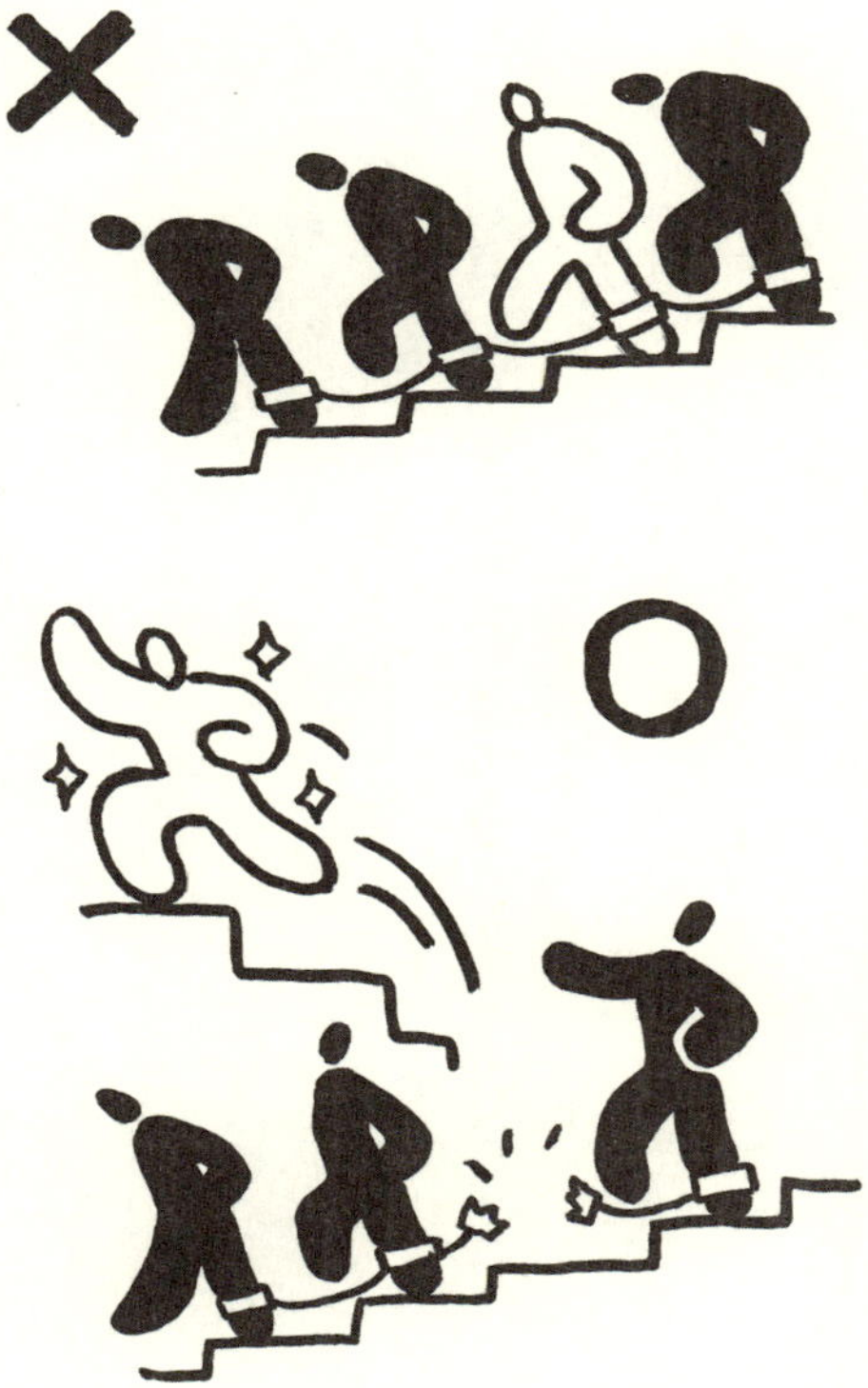

こぞってその波に乗ろうとしているという実感がありました。

しかし、そうやって人を活性化させ、前向きにするエネルギーが、いまの日本には圧倒的に不足しています。草食系男子なるものの人気も、いまの社会の活力のなさと決して無縁ではないと思います。

ただ、個人が社会の状態から影響を受けるとはいっても、そこから逃れられないというわけではありません。「デカップリング」すればいいのです。

そして、日本人もこの考え方を取り入れればいいというのが、僕の意見。**日本の社会が閉塞し、沈滞しているなら、デカップリングして自分だけ高度成長をすればいい**ではありませんか。

それに、脳というのはオープン・エンドですから、ここまでで頭打ちということはありません。その気になれば、それこそ死ぬまで右肩上がりの成長を続けることができるのです。

デカップリングというのは、**自分の脳を社会や会社とシンクロさせないで、独自にチューニングしていく**ということ。要するに、職場に漂う淀《よど》んだ空気など無視して、言いたいことを言い、やりたいことをやればいいのです。

アンチではなくオルターナティヴ

現状に不満がありながら、仕方がないとあきらめてその現状を受け入れてしまうのと、文句を言ったり修正を試みたりするのとを比べると、後者のほうはアウェーで戦っているように思えるかもしれませんが、実はどちらもホームでの戦い。したがって、それほど大きな差はないといえます。

現状否定、つまりアンチというのは、結局のところ相手と同じ土俵にいて、そこであでもないこうでもないと言っているにすぎません。

たとえば、日本企業が相変わらず行っている新卒一括採用について、肯定派と否定派でどんなに是非を議論しても、そこから何か新しいものが創造されるかといったら、その可能性はほとんどないといっていいでしょう。仮にその場の議論で現状否定派が勝ったとしても、新卒一括採用の背景となっている社会システムはなにも揺らがないからです。

システムに気づかないのは、その時々の状況を認識して、中心的な要素に注意を向けようとする人間の認知プロセスに原因があります。これは局所的なテーマを解決するときには役に立ちますが、状況を幅広い視点でとらえるには、きわめて都合が悪い。

だから、新卒一括採用がいいか悪いかという課題を前にすると、どちらの立場にいてもそれしか見えなくなってしまうのです。そして、ああだこうだと言い合うエネルギーはシステムにすべて吸収され、あとにはむなしさと徒労感だけしか残りません。

本質的な解決を図るいちばんいい方法は、土俵の外に出ることです。そうして、それまで従っていた土俵のルールから自由になって、新たな地平から土俵をながめたとき、**アンチではなくオルターナティヴ**という真の答えが立ち上がってきます。

幕末に思いを馳せれば、坂本竜馬は土佐藩を脱藩し、ひとりの人間として時代と対峙《たいじ》した。だからこそ、日本の進むべき道が見えたのです。藩のなかにいていくら改革を叫んでも、何も変わらなかったでしょう。

この十年でいえばｉＰａｄです。それまでみんなが、クロック速度を上げるかとか、ＯＳの機能をどうするかとか、そういうところでコンピュータの未来を語っていたとこ

土俵の外に出たほうが
本質的な解決になる

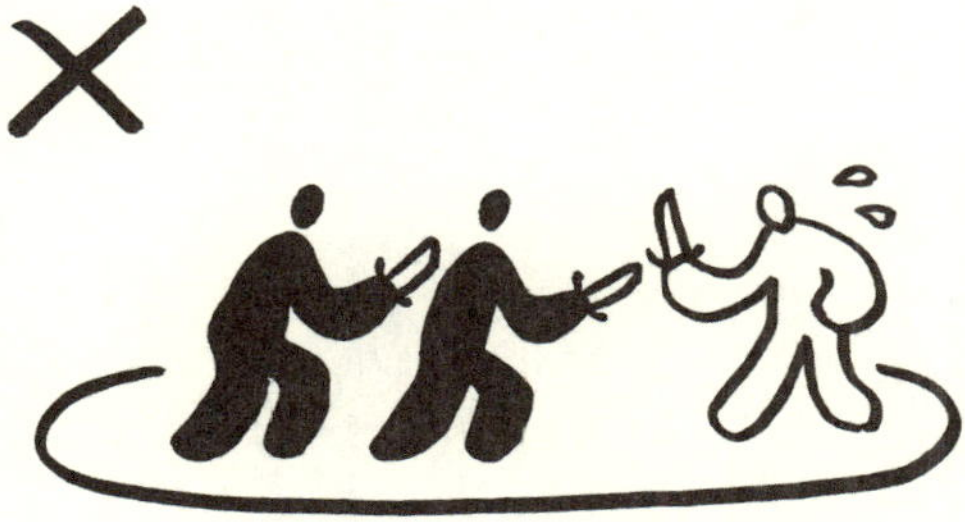

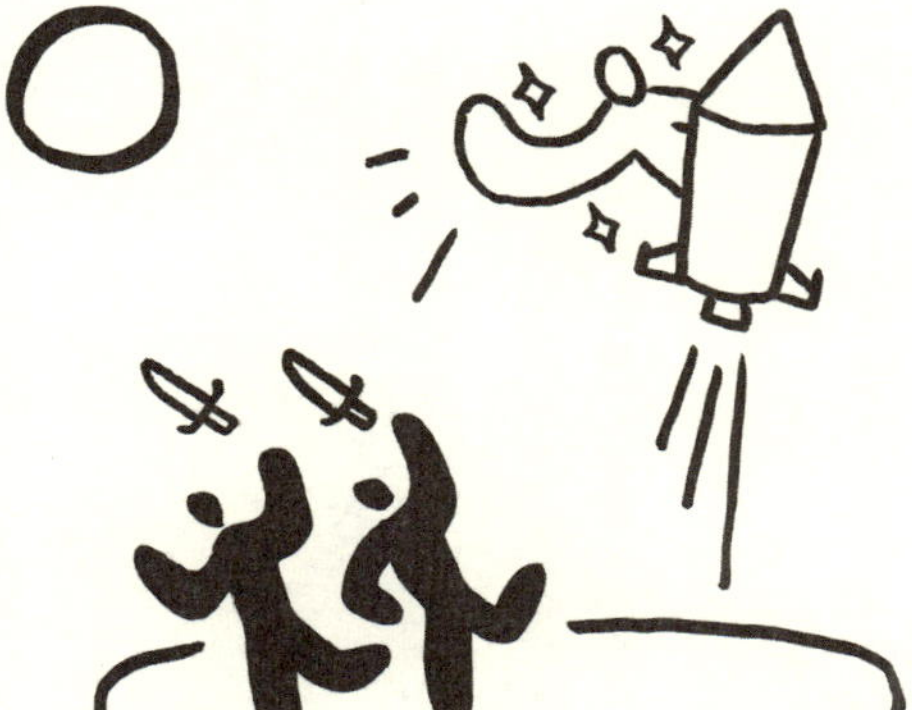

ろに登場したｉＰａｄは、従来のパソコンのアンチではなく、完璧なオルターナティヴでした。それは、デスクに座ってキーボードを叩くという従来のコンピュータとは、明らかに別の次元に存在していた。ゆえに世界中が息をのみ、次の瞬間、手を打って歓声を上げたのです。

ただし、**オルターナティヴを目指すというのは、何にも寄りかからず自分の足で立つというのが前提**ですから、その生き方は**アンチよりも数段勇気が要ります。**

また、オルターナティヴが最初から好意的に迎えられるということは、まずないと思ってください。むしろ、受け入れられるためには、非難や批判にさらされて磨かれるという過程が必要なのです。それゆえ、常に高いテンションを持ち続けていなければなりません。

でも、生きるというのは、本来そういうことなのです。エネルギーを出し惜しみせず、全力でことに当たる。ロケットだってそうじゃないですか。地球の重力に逆らって成層圏を突き抜けるには、爆発的な出力が不可欠です。

ロケットのように生きる覚悟がある人だけが、オルターナティヴを口にする資格があるといったら言いすぎでしょうか。でも、僕は人から何といわれようと、ロケットのように生きたいと思っています。

ホンモノは妥協しない

停滞した現状とデカップリングして、自分のやりたいことをやると決める。これがアウェーで戦えるようになる第一段階です。みんながそのことに気づき、そういう生き方を始めたら、ほどなく日本は活力を取り戻すはずです。

でも、そう言われて行動を起こす人が、いまの日本にそれほどいるとは、残念ながら思えません。その気がある人は、すでに動き始めているはずだし、そうでない人は、なんだかんだいってもいまの状態が好きなのです。「好きなことをやりたいけれど、余計な苦労はしたくない」というのが、多くの人の本音なのではないでしょうか。

努力して道を極める。思えば、『巨人の星』の星飛雄馬や『あしたのジョー』の矢吹丈といったかつての劇画の主人公たちは、みなそういう価値観の持ち主でした。そして、読者もそれを当然のこととして受け止めていたような気がします。ところが、日本ではいつのころからか、「要領よく立ち回って、汗もかかずにおいしいところだけもっていく」のが理想的という考え方が主流になり、旧来の、「夢や希望のためになりふりかまわず頑張る」という生き方は、隅っこに追いやられてしまったようです。

でも、僕は、かつての劇画のヒーローたちの姿に、いまの日本の閉塞感を打ち破るヒントがあると思っています。なぜなら、この時代においても**自分の可能性を最大限伸ばし、好きなように生きられる自由を手にしている人というのは、例外なくこれ以上できない努力をしている**からです。いまから十年ほど前に僕が司会を務めていた『プロフェッショナル 仕事の流儀』（ＮＨＫ総合）に登場していただいた各界のプロは、まさにそういう人たちばかりでした。

たとえば、『ＳＬＡＭ ＤＵＮＫ』や『バガボンド』などの作者である井上雄彦《たけひこ》氏。彼は、それらの作品をやすやすと描いているのではありません。喫茶店をハシゴしてアイデアを必死でひねり出し、ギリギリまでネームと格闘してそれからペンを入れ徹夜で仕上げ、完成するのは毎回締め切り日の朝というすさまじさ。あの修行僧のような姿を目の当たりにしたら、「好きなマンガを仕事にできてうらやましい」などという言葉は、

プロは、超人的な努力をしている

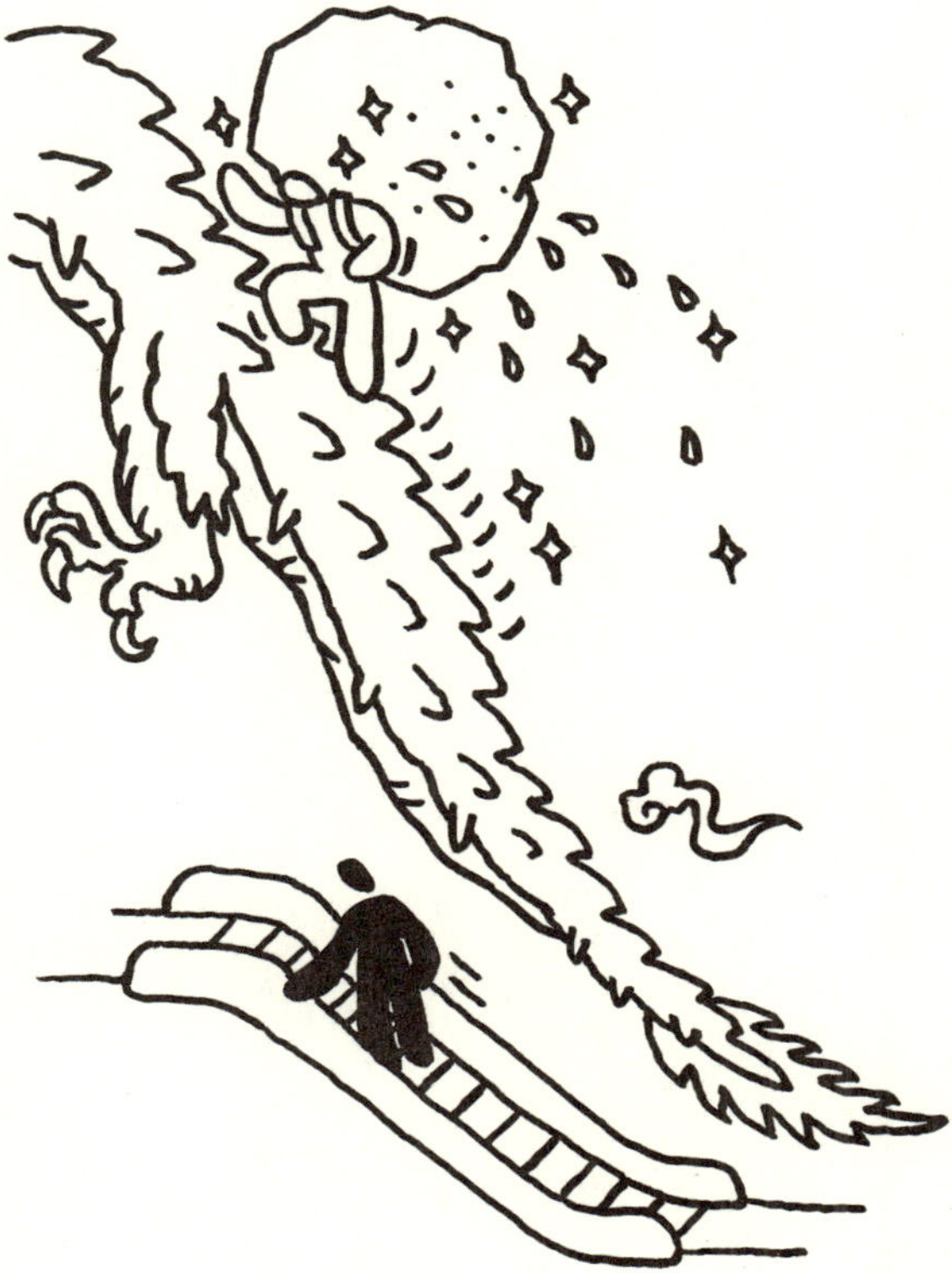

絶対に出てこないでしょう。

同じマンガ家では、『MONSTER』『20世紀少年』の浦沢直樹氏も、ネームを書き終えると全身汗びっしょりで呼吸も荒く、グラウンドを全力疾走したあとのような状態になっていると言っていました。

売れっ子の彼らは、こんな日々を何年も繰り返しているのです。

井上氏にしても浦沢氏にしても、普通の人ならすぐに逃げ出してしまうような苦痛を、あえて納得ずくで引き受けているようにみえます。裏を返せば、**常人には耐えられそうもない苦しみに耐えられるというのが、彼らの才能の本質**なのかもしれません。

また、そうやって**ギリギリまで自分を追い込むことで、彼らの脳はすごい勢いで発展し続けている。**それゆえ、アイデアがひらめき、読者の想像を軽々と越える作品を次々と生み出すことができるのだといえます。

世界で初めて、無農薬・無施肥のリンゴの栽培に成功した木村秋則《あきのり》氏もそうでした。

彼は十代のころから、バイクのエンジンの構造を知りたくて、自分で分解してからまた組み立て直すというようなことをしょっちゅうしていたといいますから、非常に実証主義的で合理的な人です。その一方で、「竜を見たことがある」とか、「UFOに乗せられた」という不可思議な話もまた大まじめでしてくれました。

脳科学者としてコメントするなら、彼が見た竜やUFOはおそらく幻覚でしょう。「幻覚を見た」などというと、頭のおかしい人だと決め付ける風潮がありますが、僕はそうは思いません。

木村氏は、自然栽培を何年も続けていたがなかなか成果が出ず、経済的にも追い詰められて一時は死ぬことまで考えたといっていました。つまり、**竜やUFOが現れたというのは、正気と狂気の際まで自分を追い込んだから**にほかなりません。だからこそ「奇跡のリンゴ」は誕生したのです。

そういえば、あとでこの話を市川海老蔵《えびぞう》にしたら、「茂木さんは見たことないのですか、俺はありますよ」と、あっさり言われてしまいました。

海老蔵は、最初、竜は昼間、人がたくさんいるところに突然出現したといっていました。ところが、海老蔵はそれを見てもとくに驚くこともなく、「あっ、竜だ。なんでこんなところにいるのだろう」と思って目を凝らすと、先輩が「お前、見えるのか」と言う。その先輩が、「竜に興味があるなら、ここに行ってごらん」と、あるお寺を紹介してくれました。それから何日かして山奥にあるそのお寺を訪ねたところ、そこの住職が、「ここに来たのも何かの縁だから、これを持って行け」と、ガラスびんに竜を入れてくれたので、いまではびんの中で竜を飼っているのだそうです。

ただ、竜も成長してときどき外に出てくるらしく、僕と話をしているときも、「いま、自分の後ろに竜がいる」というので、視線を上げると「ちょうどいま、茂木さんの見ているあたりにいますよ」と教えてくれました。残念ながら僕には見えませんでしたが。

これもやはり、竜が本当にいるかどうかはたいした問題ではありません。海老蔵は成田山で五体投地《ごたいとうち》の修行をしたり、大峰山の山伏のところに修行にいって断崖絶壁から縄で吊るされたり、普段から極限状態に自分をさらす訓練をこれでもかというくらいやっています。その結果、竜が見える精神の際まで足を踏み入れたということでしょう。

まあ普通の人は竜を見ることはありません。しかし、それは裏を返せば、**竜が見えるくらい激しい生き方**をしていないということです。

僕は、いつの日か竜が見られるようになりたいと思っています。

第3章

結果につながる脳活用術

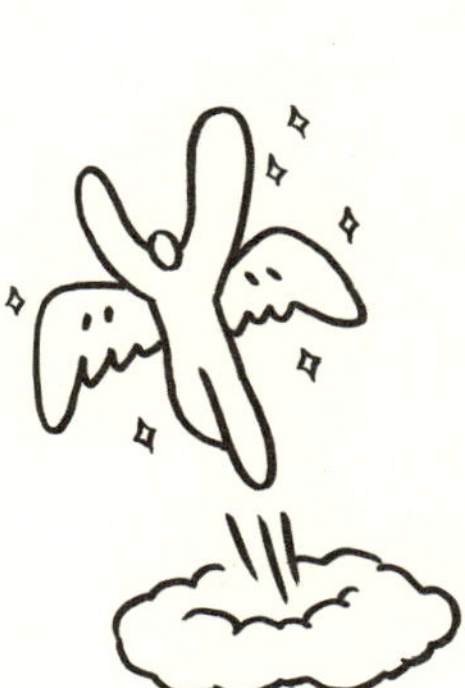

ものごとには正解などない

アウェーに出ると、これまで経験したことのない局面に次々と直面することになり、絶え間なく判断を迫られます。

そんなとき、じっくり時間をかけて判断するのと、瞬間的に答えを出すのとでは、どちらがうまくいく確率が高いと思いますか。

たぶん多くの人は、すぐに結論を出すより、「熟慮に熟慮を重ねたほうが間違いは少ない」と思っていることでしょう。たしかに深謀遠慮という言葉もあります。

ところが、そうではないのです。

「よく考えたほうがいい」という人は、「時間をかければ唯一の正解が発見できる」と思っているのでしょう。残念ながら、そんなものは最初からありません。

もし、すべてのものごとに正解があるなら、コンピュータはそれを計算によって求めることができるはずです。しかし、どんなにデータを集めても、コンピュータは自ら評価関数を決めることはできないのでそれは無理。つまり、最後は人間が自分で判断する

アウェーでは、何が起こるかわからない

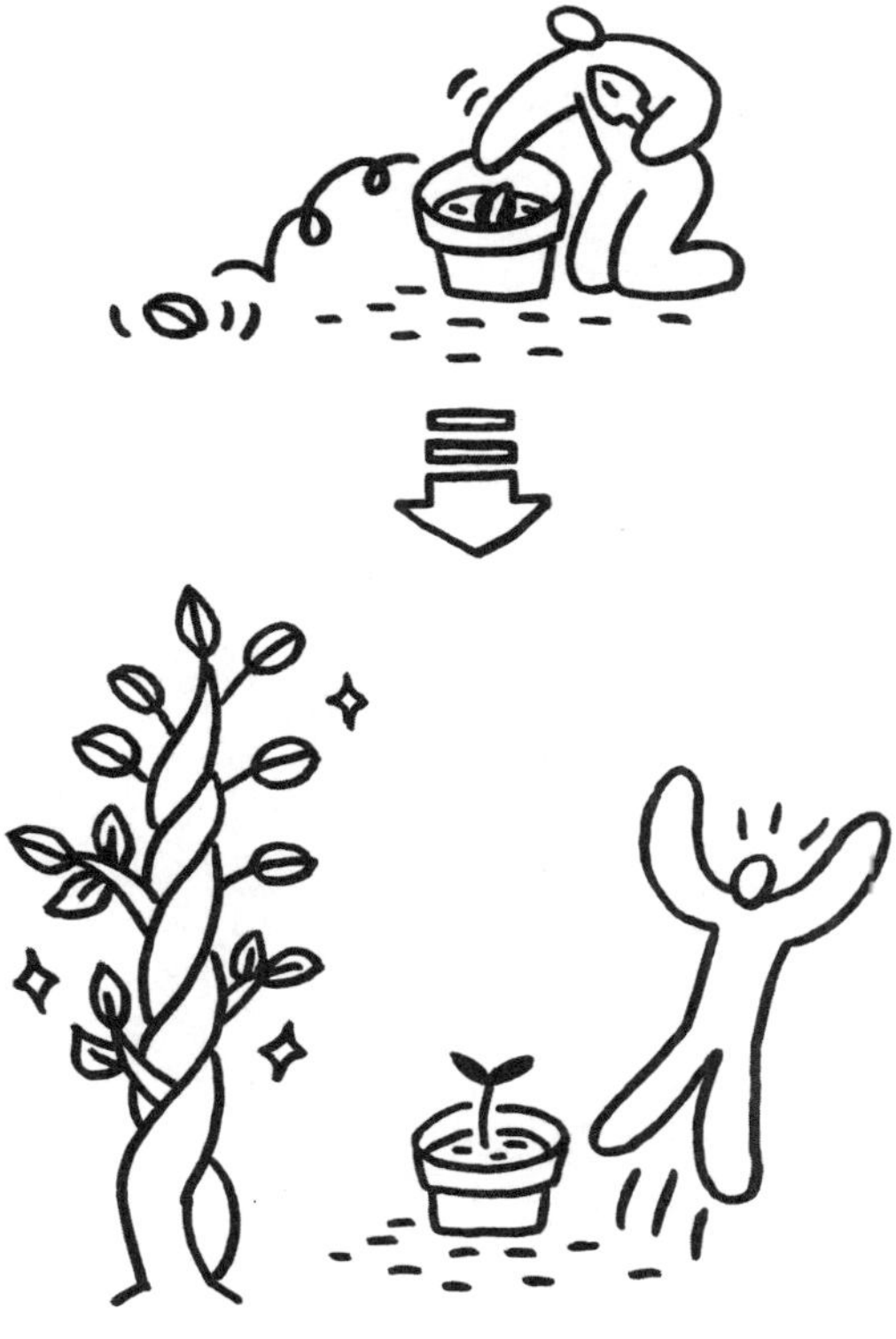

しかないのです。

アウェーは、偶有性に満ちています。小賢《こざか》しい計算に頼っていては、偶有性の荒波を泳ぎ切ることはできません。

それなのに、なぜかほとんどの人は、考えれば正しい判断ができると思い込んでいる。しかも、考えるといっても、その実は手垢のついた社会通念に照らし合わせて、是非を問うているだけ。そんなものが有効な基準になる根拠など、まったくないのにもかかわらず、です。

企業の採用担当者は、学生の出身大学や成績、新卒か既卒かといったチェックリストで合否を決めていますし、銀行の融資係が重視するのは、融資を希望する会社の将来性よりも、担保に差し出す不動産の価値です。

でも、いくらそうしたところで、採用した学生がすぐに辞めてしまうかもしれませんし、融資を断った会社の事業が大成功するかもしれません。

彼らは、自分たちができそこないの人工知能のようにふるまっていることに気づいていないのです。

大切なことは二秒で決めろ

正解がないのだとすると、どうやって判断を下せばいいのでしょう。

それは、**直感を信じる**ことに尽きます。

採用担当者は、エントリーシートなど無視して、一緒に仕事をしていくのにふさわしいと自分が感じた人を採ればいいし、融資係は、「この人なら大丈夫」と思ったら、その直感に従ってお金を貸す。

もちろん、そうするためには、全身全霊をかけて目の前の人と向き合う必要があります。

サッカーをイメージしてください。

フォワードの選手はパスをもらったら、シュートするのかドリブルするのか、それとも別の選手にパスをつなぐのか、それこそ瞬時に判断しなければなりません。「どれが正解か」などと悠長にかまえていたら、すぐにボールを相手に奪われてしまいます。だから、優秀な選手ほど判断が早いのです。

るのです。

そして、これはサッカーだけでなく、仕事や日常生活などあらゆる場面にも当てはまるのです。

ついでにいえば、そのときの判断が正しかったか間違っていたか、あとであれこれいうのは、あまり意味がありません。**大事なのは、素早く決断することであり、その後に生じる状況の変化を責任をもって引き受けること**なのです。

では、何も考えず、鉛筆を転がして決めてもいいのでしょうか。もちろん、そんなことはありません。そこには**自分なりの確信が必要**です。確信度が高ければ高いほど、結果は自分にとって好ましいものになります。

確信度を高めるには、そのときの自分の気持ちや感情をモニターするのが効果的です。「お前は本当はどう思っているのだ」と、自分に問いかけ、心の声に耳を傾けるのを習慣にするといいでしょう。

あとはひたすら、**意思決定の機会を増やして訓練**をする。日本人はすぐに判断を先延ばししたり、人に委ねたりしがちですが、これではいつまで経っても直感は育ちません。

いっそのこと、**「決断は二秒でする」と決めてしまう**のはどうでしょうか。実際、僕

アウェーでは、瞬時の判断を迫られる

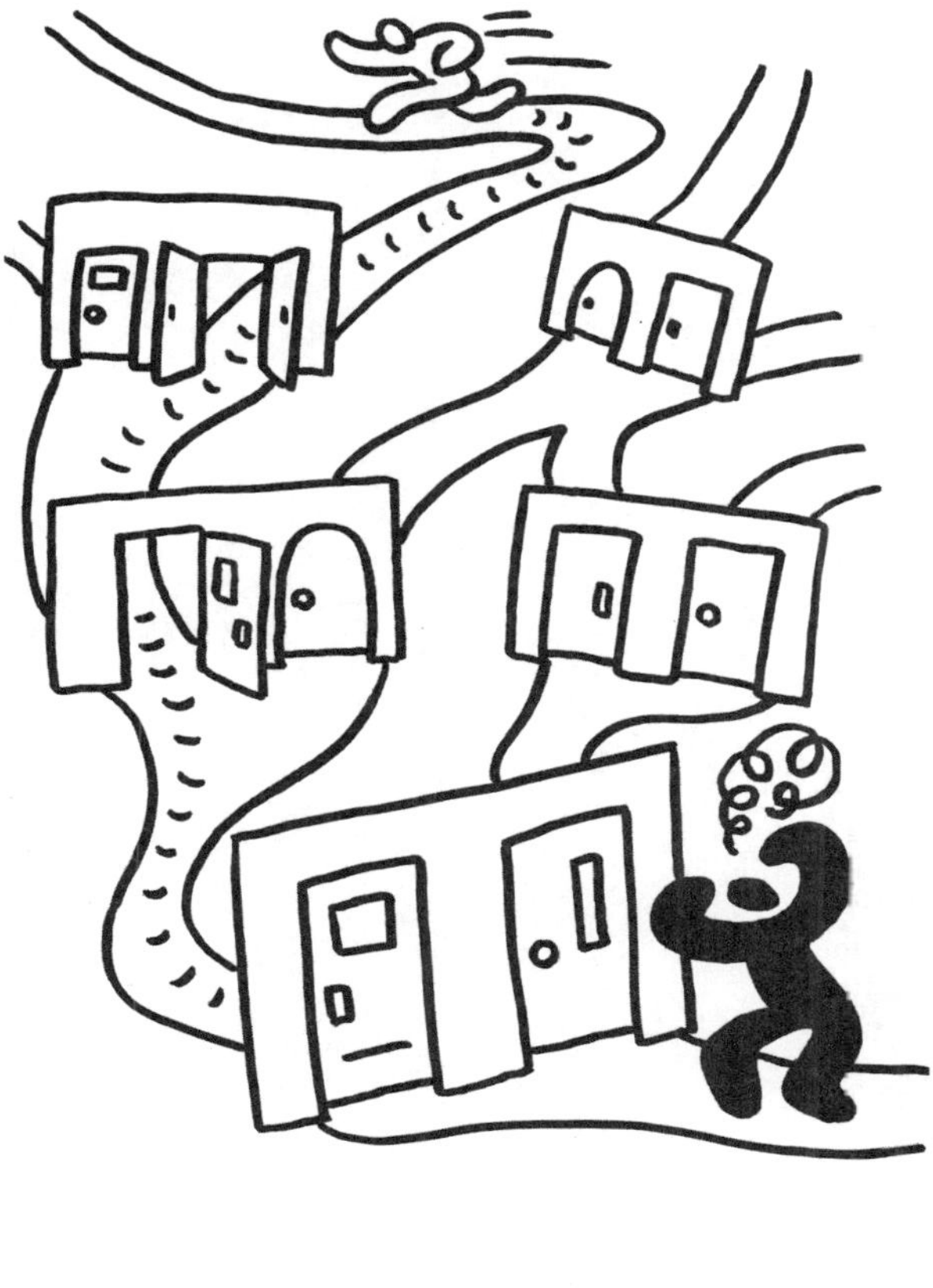

は『プロフェッショナル 仕事の流儀』（NHK総合）の司会を受けるという決断を、オファーから二秒で下しました。

就職活動中の学生なら、会社だって二秒で決めればいいのです。入社を希望する会社について、あらかじめいろいろと調べることは当然大切ですが、最後の最後にA社にするかB社にするかは、もう決断するしかありません。いくら悩んだところで、未来は絶対にわからないのですから。だったら、直感に従ってさっさと決めてしまい、その会社でどうやってやりたいことをやるかを考えたほうが、よっぽど生産的ではないでしょうか。

直感が鋭くなり、何でも二秒で決められる。そうなれば、アウェーで戦うための最強の武器を手に入れたも同然です。

仲間も直感でわかる

アウェーで戦ううえで欠かせないもうひとつの大きな武器は、仲間です。ホームですでに認められたことを踏襲しているだけの人は、権威に頼ればいいのでしょうけれども、アウェーの荒野で**頼りになるのは、問題意識を共有できる仲間だけ**です。

その仲間は、組織や専門分野を同じくする人のなかから見つかるとはかぎりません。

「茂木さんはどうやって人脈を広げているのですか」という質問をたまにされます。

たしかに、僕の交友関係は、アカデミズムの世界から実業、芸能、スポーツとかなり多岐《たき》にわたっているといっていいでしょう。

でも、自分ではとくに変わったことをしているとは思いません。強いていえば、僕は常に周辺視野を意識するようにしているので、その分いろいろな人に出会う機会が多くなるのはたしかです。

それから、人と会うときは、地位や肩書から「おそらく、こんな人だろう」という仮説を立てるようなことはせず、とにかく**いま目の前にいる人と誠意をもって向き合う**と心がけています。

もちろん、世の中にはいろいろな人がいますから、いくらそうしたところで出会った全員と心が通じるわけではありませんが、それはそれでいいのです。

この世界は、六十億色の点でできている点描画のようなものだと、僕は思っています。

なかには自分と同じ色の人もいるはずですが、そういう人と出会う確率はきわめて低いといわざるを得ません。

だから、ごくたまに志向や感性がきわめて近い、まさしく自分と同じ色の点と遭遇すると、僕はセレンディピティに感謝し、絶対にこのチャンスを逃すものかと、必死でその人にぶつかっていきます。同じ色どうしが結びつくことによって、その色のパワーは何倍にも大きくなるからです。

自分と色が同じ人は、多くを語らなくても直感でわかります。

たぶん、幕末の志士たちもそうだったのではないでしょうか。命を懸けて戦う仲間にふさわしいかを見極めるには、どこの藩の出身だとか、家柄がどうだとかいうことよりも、**出会った瞬間にお互いの魂が共鳴するかどうかで判断**した。つまり直感です。

僕は、**権威や組織に頼らず、個として二本の足で立っている人**には、無条件で惹《ひ》かれます。たとえば、僕の友人の白洲信哉。彼は父方の祖父が白洲次郎、祖母が白洲正子、母方の祖父が小林秀雄です。ところが、彼はそれをひけらかすでもなければ、いやらしい謙遜《けんそん》もしない。僕は彼に会うといつも凛とした潔さを感じますが、それは彼が、まさ

仲間とは、同じ色の点のようなもの

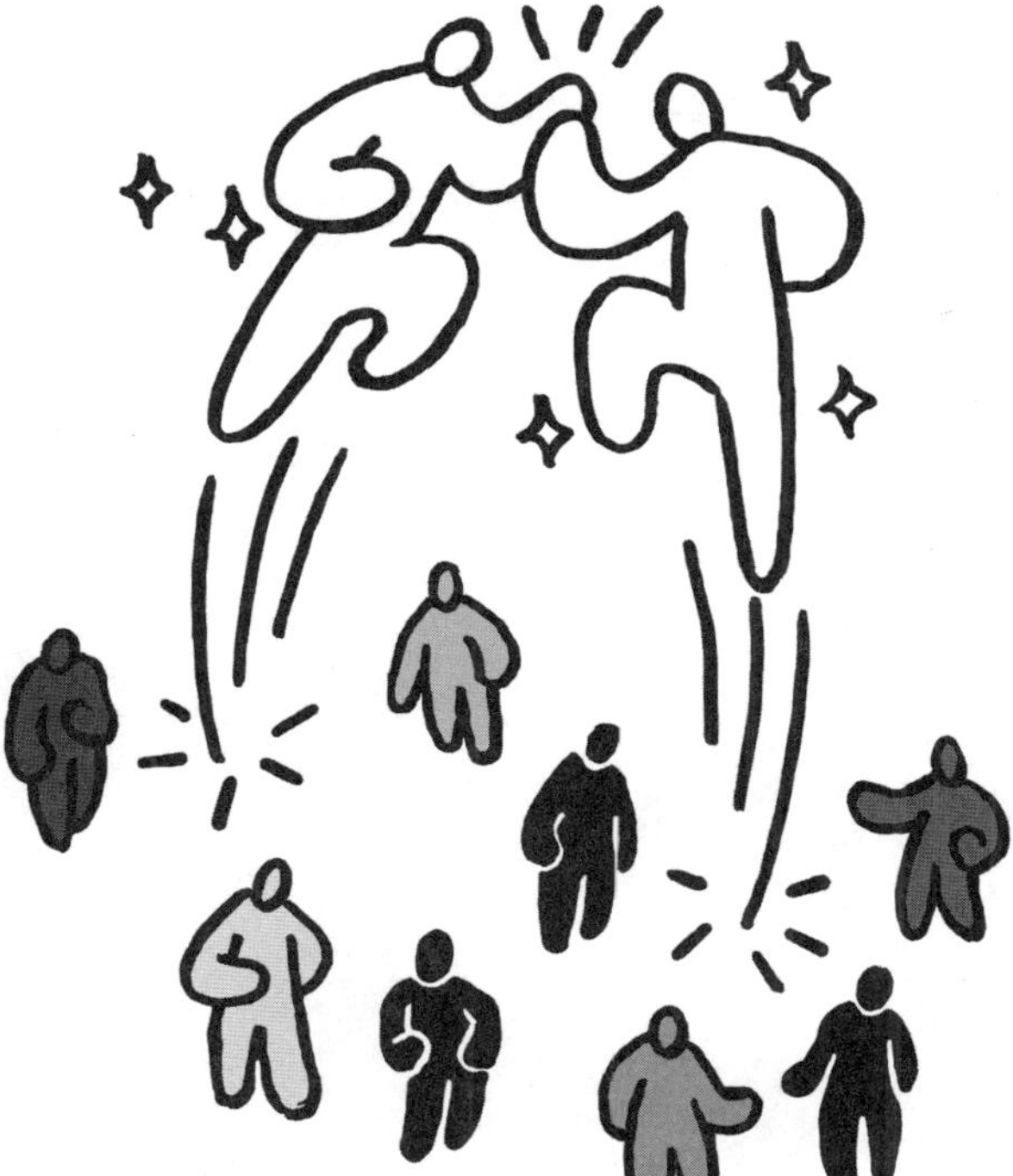

に個として自立しているからで、だから魅力的なのです。

また、自分に近い人間と濃い関係をつくると同時に、年に何度も会わないけれど、必要なときに相談にのってくれるような人が、いろいろな分野にいるというのも大事なことです。緩やかなつながりだけど長く続く人脈のロングテールは、社会が多様化してくるにつれ、確実に重要性が増すはずです。

いまはインターネットの発達などで、志を一《いつ》にする人たちが集まったり、ネットワークをつくったりすることが、わりと簡単にできるようになりました。意欲さえあれば、有機的な人脈を広げるのはそれほど難しくはないはずです。

ホームは自分のなかにある

あなたにとってホームグラウンドとは、会社や家庭、仲間、あるいは日本ということになります。そして、もうひとつ忘れてならないのが、自分自身。

「何が起こっても、ここに戻れば安心」というものを自分のなかにもっていれば、安心してアウェーで戦うことができます。「それが何なのかわからない」という人は、一度、自分のこれまでの人生を振り返り、やってきたことの棚卸しをしてみるといいと思います。

やり方は難しくありません。**小学生や中学生のときに夢中になったものや、誰に強制されたわけでもないのに好きで多くの時間を費やしたことを、思い出してみる**のです。それこそが、あなたが最も力を発揮できる分野であり、あなたの自信の源泉なのです。

クレイジーケンバンドの横山剣さんは、小学生のころ、カセットテープに曲の伴奏を吹き込み、それに合わせて歌うのが大好きだったそうです。そんな彼はいま、ICレコーダーに思い浮かんだ曲を入れ、それを再生して歌詞をつけるというやり方で曲をつくっています。小学生時代の遊びがそのまま仕事になっているのです。

「同じクラスには、ピアノが得意な女の子もいたけれど、プロのミュージシャンになったのは、自分ひとりだ」とも言っていました。要するに、**大事なのは人よりうまくできることではなく、心の底からそれが好きかどうか**なのです。

僕自身は、昆虫採集、マンガ、絵、落語などをこよなく愛する少年でした。当時は「それが何かの役に立つか」なんて考えたこともありませんでした。でも、そのいずれもが、現在の僕のホームになっています。

たとえば、「科学者はあまり話がうまくない」と一般的に思われているようですが、僕は話すことがそれほど苦手ではありません。むしろ、講演のように多くの人の前で話すことは、僕にとって快感ですらあります。それはたぶん、僕が落語好きで、小学生のころからしょっちゅう寄席に足を運んでいたからに違いありません。おそらく、僕の脳には、プロの噺家《はなしか》さんの技術、間《ま》の取り方や呼吸、あるいは枕のつくり方や話の落とし方などが刻みこまれているのだと思います。

そして、僕は自分にそういうホームがあることを自覚している。だから、人前で話をするのがまったく苦痛にならないのです。

「自分にはそういうものがない」という人も、なかにはいるかもしれません。でも、それは本当にないのではなく、単に思い出せないだけなのだと思います。**諦めずに自分のなかを探っていけば、誰だって確たるホームのひとつやふたつは必ず見つかりますから、**安心してください。

子どものころに夢中になったことが自信の源泉になる

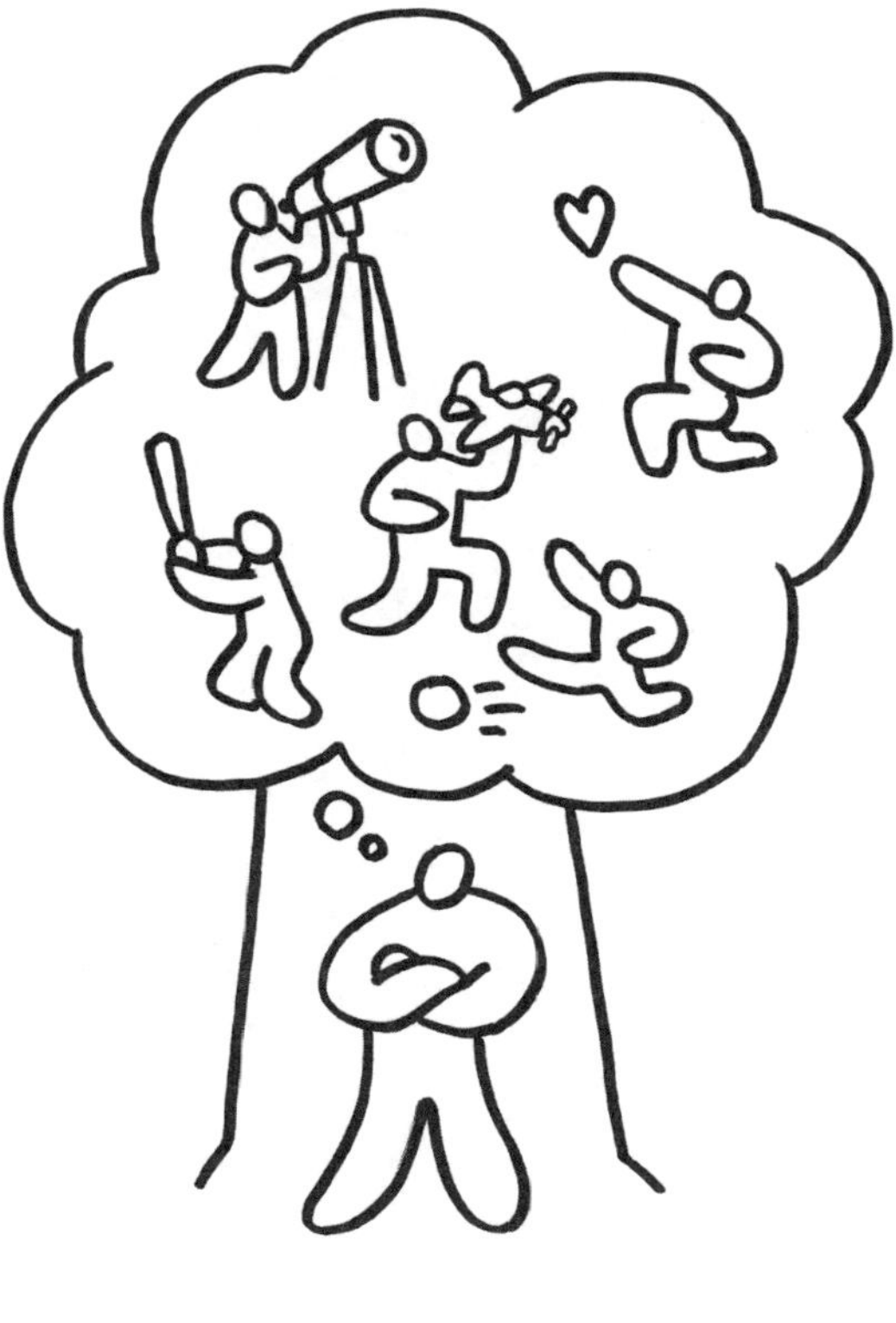

ムダ撃ちを恐れるな

一方で、人間は基本的に保守的なので、音楽でも自分はこれが好きだとなると、同じジャンルの曲ばかりを聴くようになりがちです。しかし、こうなってしまうと今度は世界が閉じてしまって、偶有性のダイナミズムを味わえなくなってしまいます。

自分は洋楽が趣味なのに、友だちが「これ、いいよ」と貸してくれたのがＪＰＯＰのアルバムだったとします。こういうときは「洋楽しか聴かないから」と断るのではなく、とりあえず聴いてみるのです。もちろん洋楽になじんだ耳にＪＰＯＰがしっくりこないということは、聴く前からあらかじめ想像できます。けれども、そこをしばらく辛抱して聴いてみる。すると、思いもかけず心に響く一曲に出会えることが稀にあります。**アウェーにはそういう偶然の邂逅《かいこう》が、ホームの何倍も用意されている**のです。そして、それが人生を豊かにしてくれるのです。

僕がまだ大学院に通っているころ、近所のレンタルビデオ屋の名作コーナーで、小津安二郎監督の『東京物語』というタイトルが、たまたま目に入りました。普段ならそのまま通り過ぎていたところですが、そのときは誰かが『東京物語』はいい映画だ」と言っていたことをたまたま思い出し、借りてみることにしました。

観てはみたものの、どうもピンときません。でも、どこかしら引っかかるところがあったんです。それから三カ月後に再び借りて見直したら、僕はすっかり小津作品の虜《とりこ》になり、その一週間後にはラストシーンの舞台となった尾道に旅立っていました。

いまや小津映画は僕にとって、日本人であることの誇りを支えるかけがえのないよすがとなっています。最初はアウェーだと思っていたのに、いつの間にかそれがホームに変わってしまったのです。

こういうことは意外によくあるものなのです。

もちろん、アウェーでいろいろな体験をして、「やはり、ここは自分にとってアウェーでしかない」と元のホームに戻ってくることのほうが、普通は多いでしょう。その場合でも、アウェーを味わったことでホームのよさを再確認できるわけですから、やはり意味はあるのです。

最終的にホームになってもならなくても、すべての経験は糧《かて》になります。だから、ハ

ズレを引くことを決して恐れず、何にでも飛び込んでいけばいいと僕は思います。

違和感が教えてくれる

ホームを探すうえで、自分のなかを探る場合でも、アウェーでホームの種と出会う場合でも、**カギとなるのは違和感**です。

僕が、ライフワークであるクオリアという問題に気づいたのは、一九九四年二月、職場から帰る京浜東北線のなかです。車両の連結部分に立って、いつものようにノートにアイデアを書きまくっていたとき、電車の「ガタンゴトン」という音とともに、それは突如立ち上がってきました。

でも、正確にいうと、まったくなんの前触れもなしにそれが起こったわけではありません。僕の脳はその瞬間のために、そのずっと前から準備をしていたのです。

僕は、三十歳で初めて就職した理化学研究所で、脳科学の研究を始めました。ところが、いざ脳と向き合ってみると、間口が広すぎて何をどうしたらいいかよくわからない。それで、とりあえず論文を読んだり、いろいろなゼミに参加したりしていました。

カードは全部揃うまで、わからない

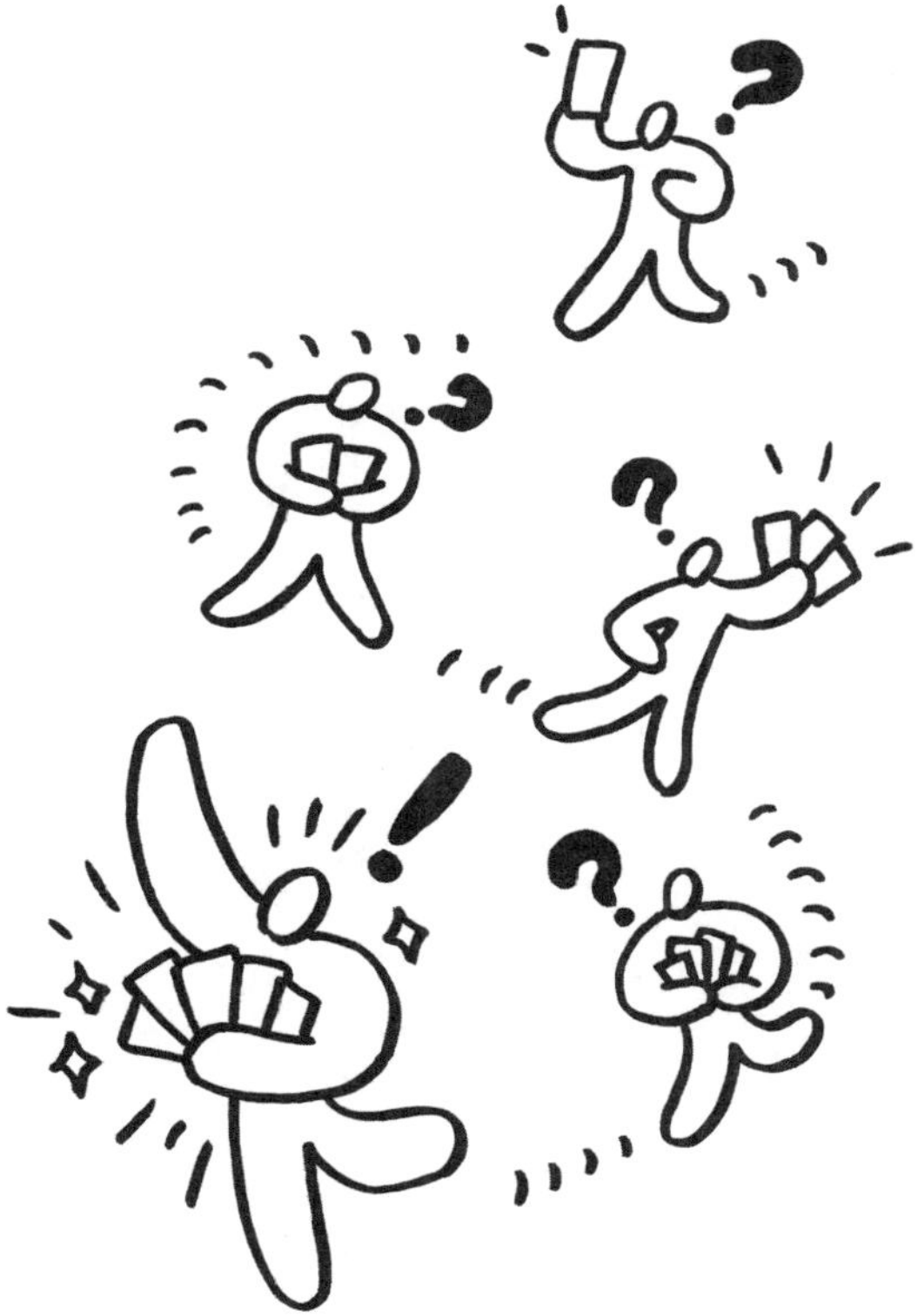

そんなある日、誰かが「結びつけ問題」の話をしているのが、たまたま僕の耳に飛び込んできたのです。結びつけ問題というのは、色や形や動きという脳の異なる領域で処理されている別々の情報が、どうして「赤い丸い石が動いている」というひとつの情報に統合されるのかということ。

このとき僕はどういうわけか、この話にすごく興味を引かれました。何か**自分にとってとても大事なものが目の前を一瞬よぎったような、それまで味わったことのない違和感**があったのです。

たぶんその日からなのでしょう、一九九四年二月に向けての準備が、僕のなかで始まったのは。

もちろん、当時の僕にはそんな意識はありません。ただ、この結びつけ問題に出会ってから、このときの感覚をまた味わいたいといつも心のどこかで探すようになった気がします。トランプにたとえれば、結びつけ問題というカードを見た脳が、あと四枚揃えば役になると気がついて、残りのカードを探し始めたというような感じです。

ただし、そのカードがいま何枚揃っているのか、自分ではわからないし、五枚になるまでどれくらいの時間がかかるかも、まるで見当がつきませんでした。しかし、**自分ではわからなくても、脳はちゃんと探してくれていた**のです。

さいわい、僕の場合は、電車の「ガタンゴトン」で最後の一枚が揃ってクオリアに出会えました。脳科学の研究を始めてから一年十カ月かかったことになります。

迷ったら身体を動かせ

アウェーに出てからカードが揃うまでは、見通しがまったく立たないために、「こんなことをしていて何の意味があるのか」と不安になりがちです。

「意味を知って納得したい」という気持ちはわかりますが、**意味探しというのは、往々にして何もやらない体《てい》のいい言い訳にしかならない**ので、やめたほうがいいでしょう。

ニーチェのいうように、**意味など問わず、ひたすら踊ればいい**のです。

子どものころは誰も意味など考えず、暗くなるまで外で遊び回ったでしょう。あれこそがアウェーにふさわしいふるまい方なのです。

じっとしている間に事態が好転して、自動的に問題が解決するなどということは絶対にありません。危機に瀕《ひん》しているのに、何もせずその場でじっとしているというのは、生き物としても自殺行為です。

正解は、何でもいいからとにかく行動を起こしてみる。悩んでいてもどうせ答えなど見つからないのですから、「エイヤ!」でやってしまえばいいのです。**動けばとりあえず状況が変わるし、フィードバックを得ることもできる。**つまり、そこで新たな学びの機会が発生するのです。

新生児の脳は、自分の身体の大きさや可動範囲に関する情報をもっていません。そこで自分で自分を触るという「ダブルタッチ」という行為を通して、「触られている感覚があるここまでが、自分。ここから先は触っている感覚しかないので、自分ではない」というように、世界を認識していきます。一見、無意味そうな赤ちゃんの動きにも、実はこういう深い意味があるのです。

また、子どもが一瞬たりともじっとしていないであちこちせわしなく動き回るのも、やはりそうすることで自分の身体感覚を把握し、この社会に対応しようとしているのだといえます。

考えているだけでは、成果は得られない

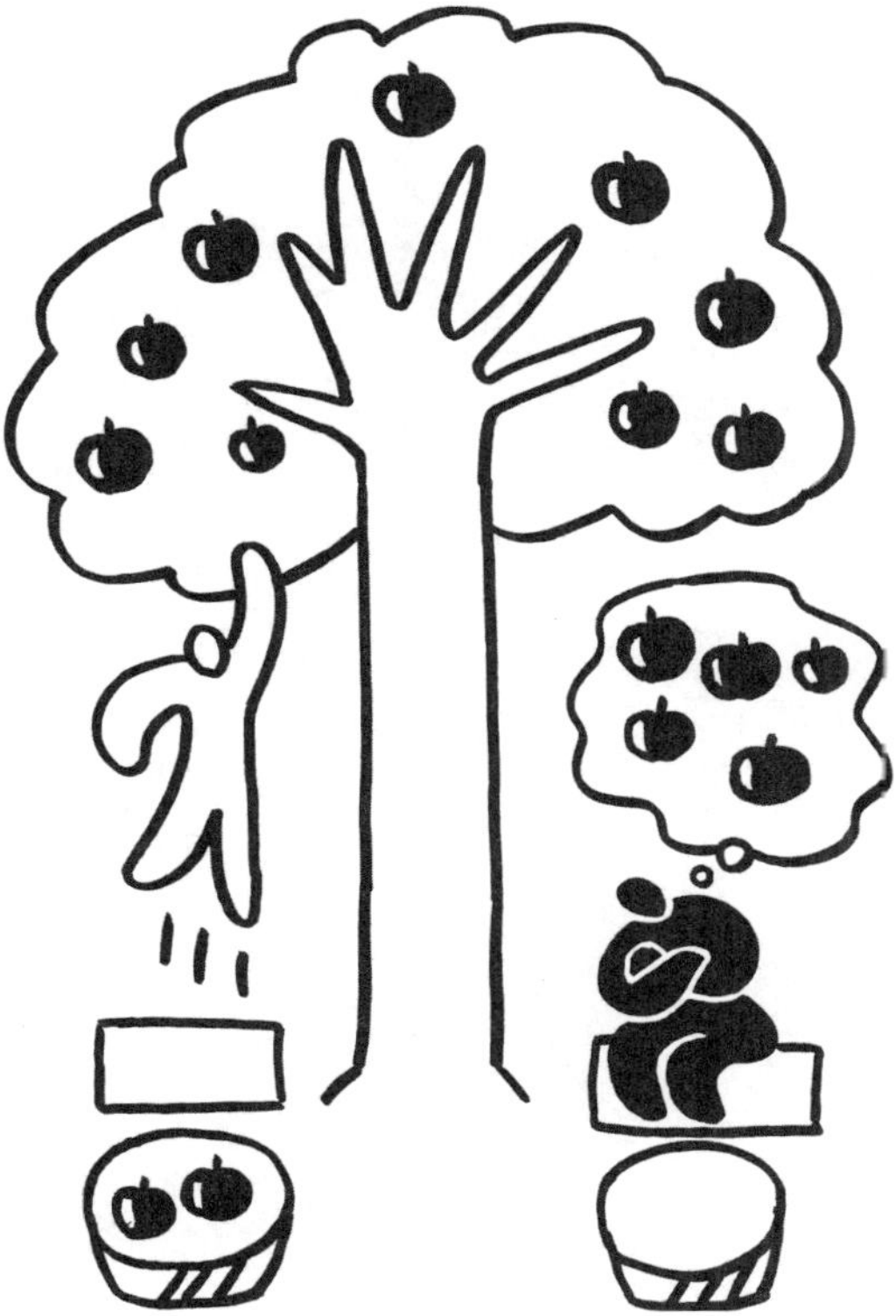

このように、**身体をつかって試しにやってみるというのは、実は最も効果的な問題解決の方法**なのです。

ところが、大人になるとなぜか、「やってみて失敗すると恥ずかしい」とか、「どうせうまくいきっこないから、やるだけムダだ」という気持ちが強くなって、自信がもてないうちは動かないという人が増えてきます。

これでは、ホームならまだしも、アウェーでは全然通用しないといっていいでしょう。何も難しいことはありません。**迷ったら子どものように、できるだけじたばたしてみる**のです。これを習慣化すれば、あなたの脳はたちまち子どもの柔軟性を取り戻すことができます。

そもそも、アウェーで新しく何かを始めようというときには、学ばなければいけないことがいっぱいありますから、不安になっている暇はないほど、忙しいはずです。

先日、ある出版社が主催する「英語勉強法」の座談会に出席した際、ある人から「最近、法律事務所で英文の書類を日本語に翻訳する仕事に就いたばかりなのに、うまくできずにすっかり自信を失ってしまった。英語はどうやって勉強すればいいのでしょう」

という質問を受けました。聞けば、TOEICの点数も高く、本人も英語には相当自信をもっていたといいます。

僕は彼に、何でもいいから英語の法律書を一冊読破することを勧めました。

英語力はあるのに書類が訳せないのは、要するに、彼が法律の体系を理解していないからです。全体の体系がわかっていない状態で一部分だけを渡され、訳そうとしても、上手にできるはずがありません。

彼がこれまで自分の英語に自信をもてたのは、TOEICというホームのなかにいたからです。一方、仕事の現場というのはアウェーなので、そこで戦うためには当然、英語以外にも専門知識やスキルを身につけなければなりません。

ホームで学んだ英語だけで乗り切ろうなんて横着なことを考えてはダメ。アウェーでは楽をしている暇なんてありません。とにかくじたばたするのです。

じたばたしているうちに、いつか突破口が開けます。

言葉にすると見えてくる

とくに、**思考が煮詰まったときには、手を動かして、考えていることを紙に書いてみるというのが有効な方法**です。

これには、脳にある情報を紙に写して整理するという以上の意味があります。**書くことによって、そこで新たな情報の生成がなされる**のです。

先ほど述べたとおり、僕が生涯の研究テーマである「クオリア」に出会ったのは、電車のなかでノートにアイデアを必死になって書き出していた最中でした。突然、ガタンゴトンという電車の音が、質感を伴って聞こえてきたのです。

書くことで自分でも思いもよらなかったものがそこに立ちあがってくるというのは、珍しいことではありません。つまり、**自分のなかの無意識を、書くという運動が顕在化してくれる**のです。

書く代わりに、親しい人に話してみるのもいいでしょう。

アイデア創出法のひとつに、**「トーク・スルー」**と呼ばれるものがあります。僕はこ

書くことで、アイデアが形になる

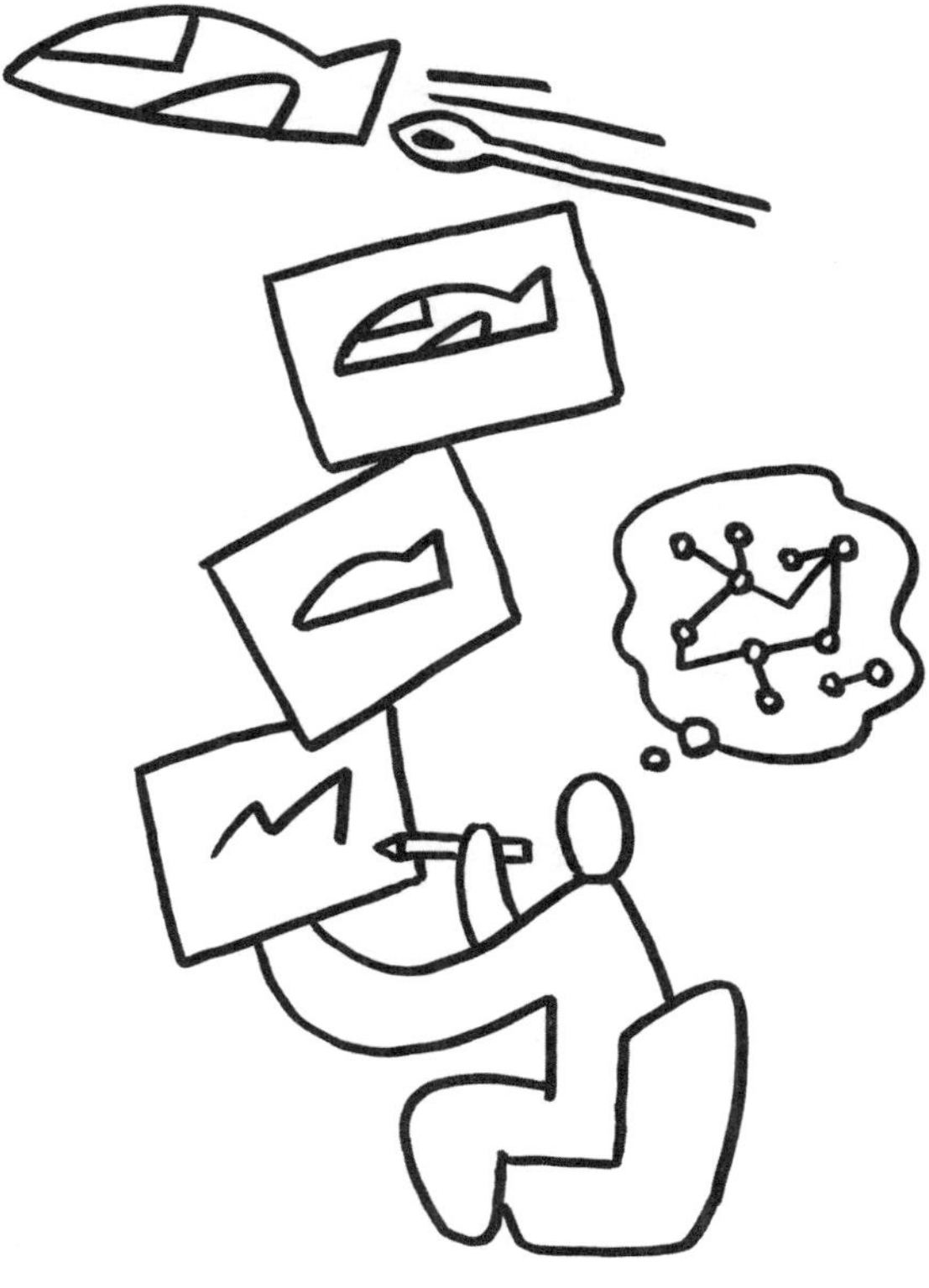

れを大学院時代に、イギリスのケンブリッジの研究所に留学していた指導教官から教えてもらいました。

自分のなかに漠然としたアイデアらしきものがあるのだけれど、どうにも整理がつかないようなとき、イギリス人はとにかくそれを他人に話すのだそうです。話しているうちにだんだん形になってくるというので、僕も実際やってみたところ、本当にそのとおりでした。

このとき大事なのは、あいまいだろうが、生煮えだろうが、どんどん口に出すということ。

というのも、人間は自分の脳にどんな情報が詰まっているかを、それほど正確に把握できてはおらず、それを知るには出力させてみるのがいちばんだからです。

これも書くことと同じで、**発した言葉が自分にフィードバックされることで、さらに深い気づきにつながっていく**のです。

そういえば、カトリックには、神父の前で懺悔《ざんげ》をする告解《こっかい》というものがありますね。あれもおそらく同じ意味だと思います。

毎日十分間、脱線せよ

ホームに長くいて、そこの文脈に合わせてばかりいると、会社ではこう、家庭ではこう、学校ではこうというように、だんだんと決まり切ったことしかしないようになっていきます。

それは、ムダを排除し、効率化を促進することにつながるので、一般的に悪いことだとは思われていません。

でも、よく考えてみてください。ある文脈に適応する能力というのは、その文脈が存在しているかぎりは有効ですが、文脈が変わったり、なくなったりすれば、たちまち役に立たなくなってしまうのです。

そうなったとき、それまで既存の文脈に適応することにしか能力を使ってこなかったとしたらどうでしょうか。その人は、新しい文脈に適応するための能力を一から開発しなければなりません。しかし、その能力を獲得する前に、淘汰《とうた》されてしまう可能性も少なくない。いえ、かなり大きいといえます。

それが嫌なら、**普段から既存の文脈に適応するのに必要な方向以外にも、能力を伸ばしておけばいい**のです。

しかし、それは現代人の大嫌いなムダや非効率を日常に取り入れるということですから、心理的な抵抗は生半可ではありません。それにあらがうには、かなりの覚悟と強い意志が必要です。

そこで、僕がお勧めするのは、自分でルールを決めてしまうということ。ちなみに、僕は自分に、以下の二つのルールを課しています。

一つ目は、二〇％ルール。自分の仕事や課題に、時間とエネルギーを一〇〇％注入したい気持ちをぐっと押さえて、そのうちの**二〇％を無課題、無目的に振り分ける**のです。

かつてはグーグルも、社員の発想を全方位的にして創造性を高めるという目的で「勤務時間の八〇％を通常の業務に充てたら、残りの二〇％は自分の興味がある研究に使ってもいい」という二〇％ルールを採用していました。いまでは誰もが利用するようになったGメールも、この二〇％ルールから生まれたといいます。

人生には、ムダが必要

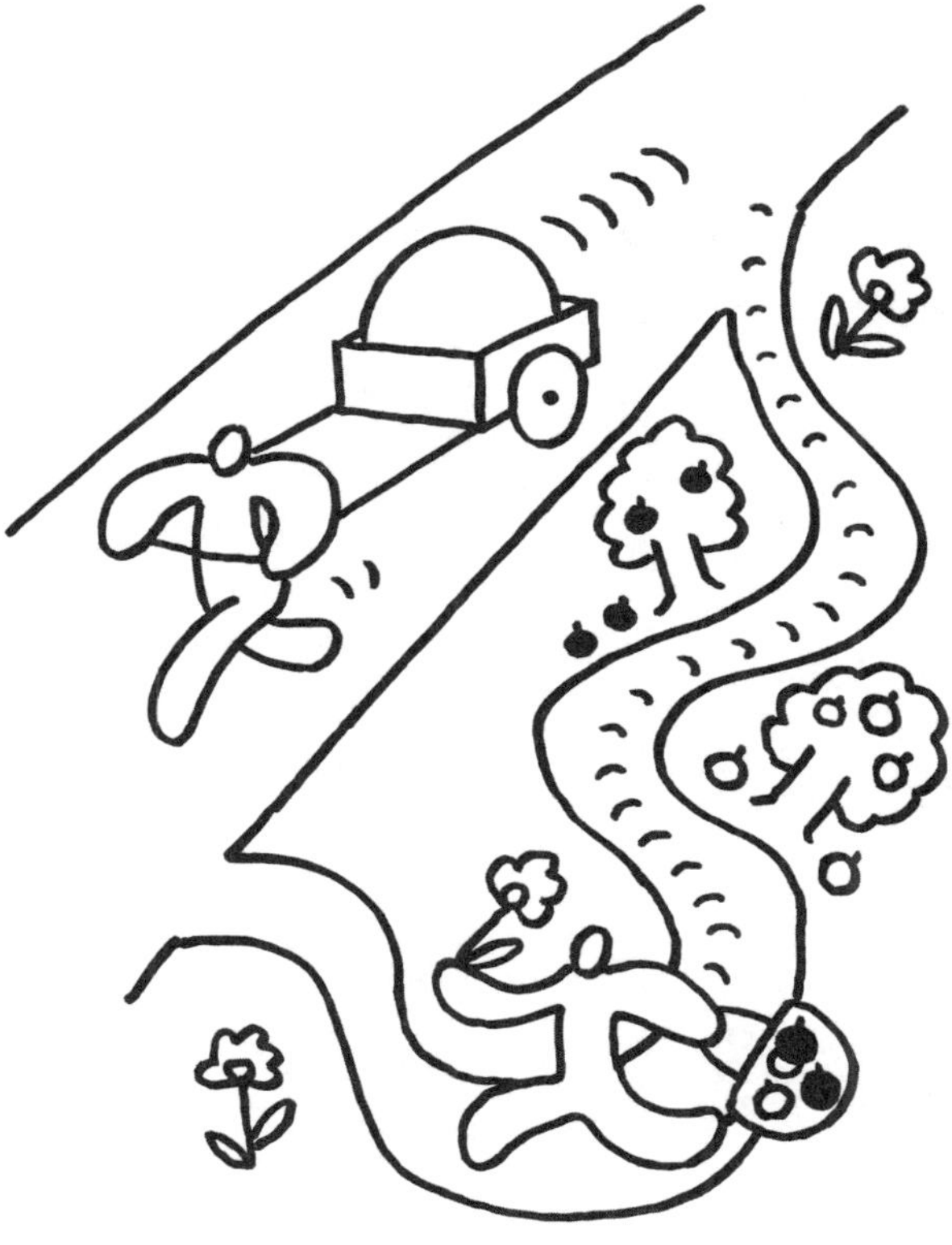

二つ目は、十分間の脱線。**毎日十分間、普段の自分なら絶対にやりそうもないことをやる**のです。

十分というのは、慣れないことをやると、意外に長く感じます。そこで、ストップウォッチを用意してきちんと時間を計る。これが続けるコツです。

もちろんスマートフォンのアプリで十分です。iPhoneなど、ストップウォッチ機能付きの時計アプリが標準でインストールされているスマートフォンも少なくありません。

本筋以外は上手に手抜き

フィギュアスケートの羽生選手の著作には、練習時間だけでなく私生活も、すべてをスケートのために使いきりたいと書かれていました。そうきくと、脳のスケートに関する回路ばかり強化されるので、脳にとってはよくないのではないかと思うかもしれませんが、羽生選手に関しては、その心配はないでしょう。なぜなら、すべてをスケートのために使いきるというのは、彼の場合、毎日同じことを機械的に繰り返すという意味ではないからです。

フィギュアスケートの選手として自分が成長するために、あらゆる可能性を試し、いいものはどんどん取り入れていく。彼がいっているのはこういうことであり、それならば毎日が挑戦と創意工夫の連続ですから、羽生選手の脳は日々確実に進化している。それは、年々完成度が高まり凄みが増してくる彼の演技をみれば一目瞭然です。

おそらく、羽生選手は自分がどこまで進化できるか、それを追求するのが、楽しくてたまらないのです。

それに、自分のもてるクリエイティビティやイマジネーションのすべてをフィギュアスケートに捧げたいから、それ以外の部分は極力減らすという考え方は、脳科学的にも理に適っています。**脳の回路というのは奪い合いなので、他の目的のために使ってしまうと、その分、スケートで利用できるエリアが減ってしまう**からです。

アウェーでは、言い訳のきかない本筋での真剣勝負を要求されます。だから、**「本筋以外のことには、できるだけ自分の資源を使わない」という、羽生選手のとっている戦略は、きわめて正しい**といえます。

自慢じゃありませんが、僕は事務処理が苦手です。購入した資料の領収書を整理するような作業は、僕にとっては地獄の苦しみだといってもいいでしょう。

ところが、数年前のある日アマゾンのサイトを何気なく見ていたら、過去の購入履歴がすべてそこに残っているではありませんか。これで少なくともアマゾンで買ったものに関しては、面倒な資料整理から解放される。僕がその場で狂喜乱舞したのはいうまでもありません。

このように、**これまで日常の雑務に費やしてきた脳の何割かは、現在ではＩＴに置き換えることが可能**になりました。今後ＡＩがさらに進化すると、**自分の本当にやりたいことに使える脳の割合が増やせるので、メインステージのレベルをいまよりも楽に上げることができる**ようになるはずです。

たとえば、車にカーナビを装着すると、初めての土地で道がわからず、地図と首っ引きということがなくなります。そうすると、運転の自由度が格段に高まる。何しろ目的地をセットしておけば、たとえコースを外れても、カーナビがすぐにＧＰＳで新たなルートを検索してくれますから、まったく不安なく興味の赴くままに車を走らせることが

空いた回路を、本筋の活動に振り向ける

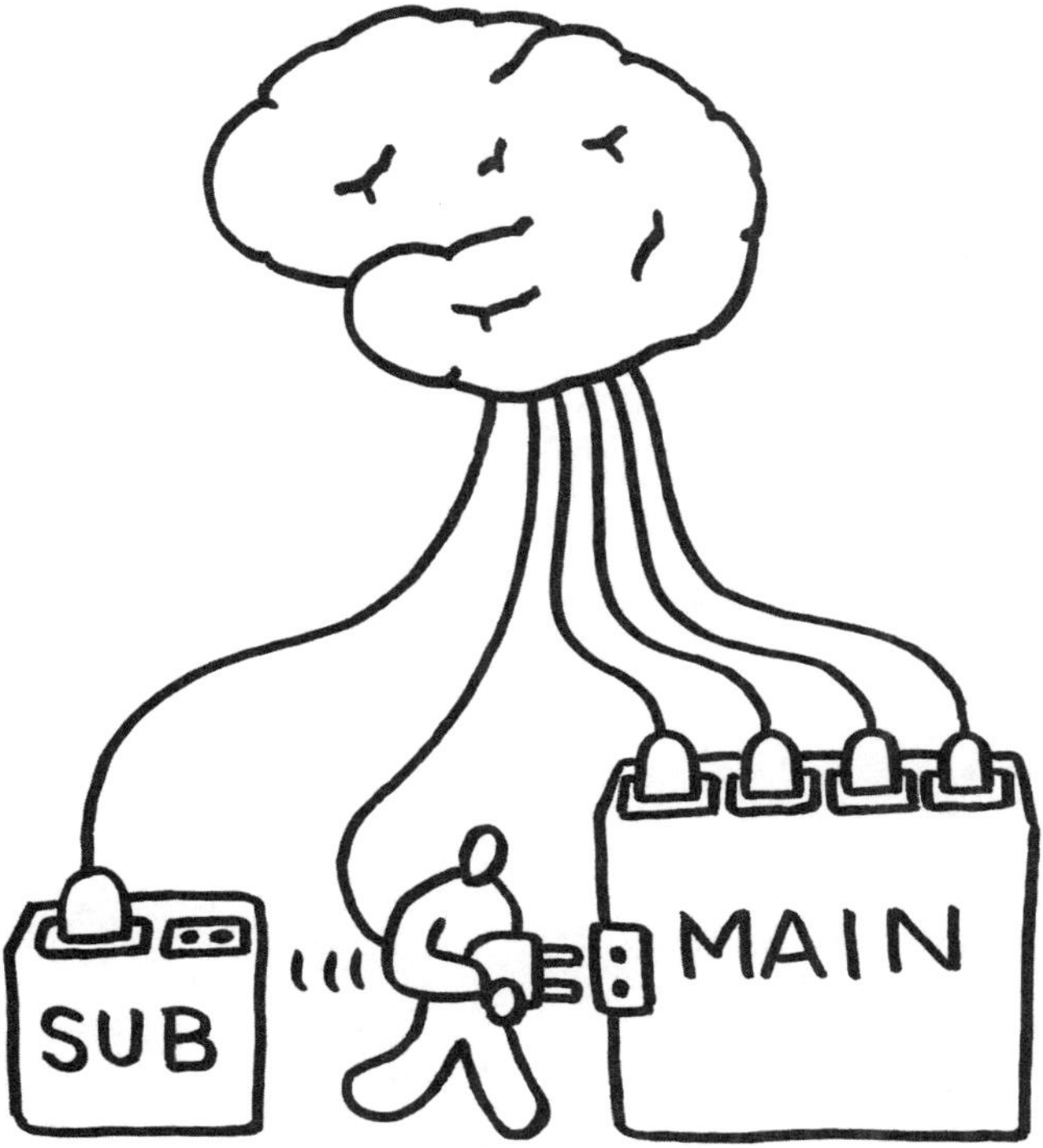

できるのです。

情報収集も、昔なら新聞を何紙も買い込み、気になった記事を切り抜いてスクラップするという作業をしなければならなかったので、膨大な時間がかかりましたが、いまはネットを使えば同じことが数分でできます。

ただし、それで「情報収集が楽になった」といっているだけではダメ。空いた時間をネットで他のメディアを読むために使うのです。そうすると、これまではニュースソースといえば日本の新聞がせいぜいだったのが、外国のメディアにまで情報収集の範囲を広げることができるようになります。そして、今度はそれを読むために、脳をフル稼働させなければならない。

つまり、**ITによる手抜きの効用とは、単に脳にかかる負荷を減らすのではなく、負荷がかかる場所を変えられるというところにある**のです。

後悔しても立ち止まるな

人々がアウェーで新しいことに挑戦しなければ、その社会は活性化しません。しかし、挑戦というのは当然、失敗のリスクを伴います。本当ならそのリスクは社会全体で引き受けなければならないはずです。

ところが、日本はなまじ社会の安定度が高かったために、イノベーションよりも、どちらかというと現状維持が奨励されてきました。

ベンチャーキャピタルやエンジェルが育たず、個人資産を担保にしないと起業できないという状況では、優秀な人がみな安定志向になって大企業を目指すというのも、これまでは仕方なかったのかもしれません。

それゆえ、**日本人は失敗に慣れていない。だから、アウェーに出て失敗することを異常に怖がる**のでしょう。

逆に、アメリカは失敗を歓迎する文化です。青色発光ダイオードを開発した中村修二氏によれば、シリコンバレーでは、起業して失敗することは全然不名誉なことではなく、むしろ失敗したことで、「彼はいろいろなことを学んだはずだから」と評価が上がるのだそうです。また、ベンチャーキャピタルも、「五十回投資してそのうち四十九社がつぶれても、残りの一社が成功して株式公開にこぎつければじゅうぶん元が取れる」という考え方なので、起業のハードルが日本に比べて格段に低いとも言っていました。

ただ、日本も相変わらずみんながチャレンジを避けていたら、今後は国自体がもちませんから、とくに**若い人は失敗に慣れることが急務**だといえます。

それにはまず、**「新しいことや不慣れなことをすれば、失敗するのは当たり前だ」と、開き直る**ことです。

取り組んでいる最中に、「初めてなんだから、この程度でも許されるだろう」と手を抜くのは論外ですが、**現場で最大限の努力をして、それでも失敗したのなら、「結果は結果」と割り切ればいい**のです。

それから、**決して立ち止まらない**こと。失敗経験の少ない人は、えてして立ち止まり、「ああすればよかった」「こうすればよかった」と、反省に時間を費やしてしまいます。

しかし、アウェーではそんなヒマはないのです。

もちろん、反省から学ぶことは大切だし、学べることはたくさんあります。

しかし、ケアレスミスならともかく、人が数ある選択肢のなかからひとつを選んで失敗したことを反省するとなると、それを選んだ価値観や世界観にまでさかのぼらなければ

失敗しても、立ち止まってはならない

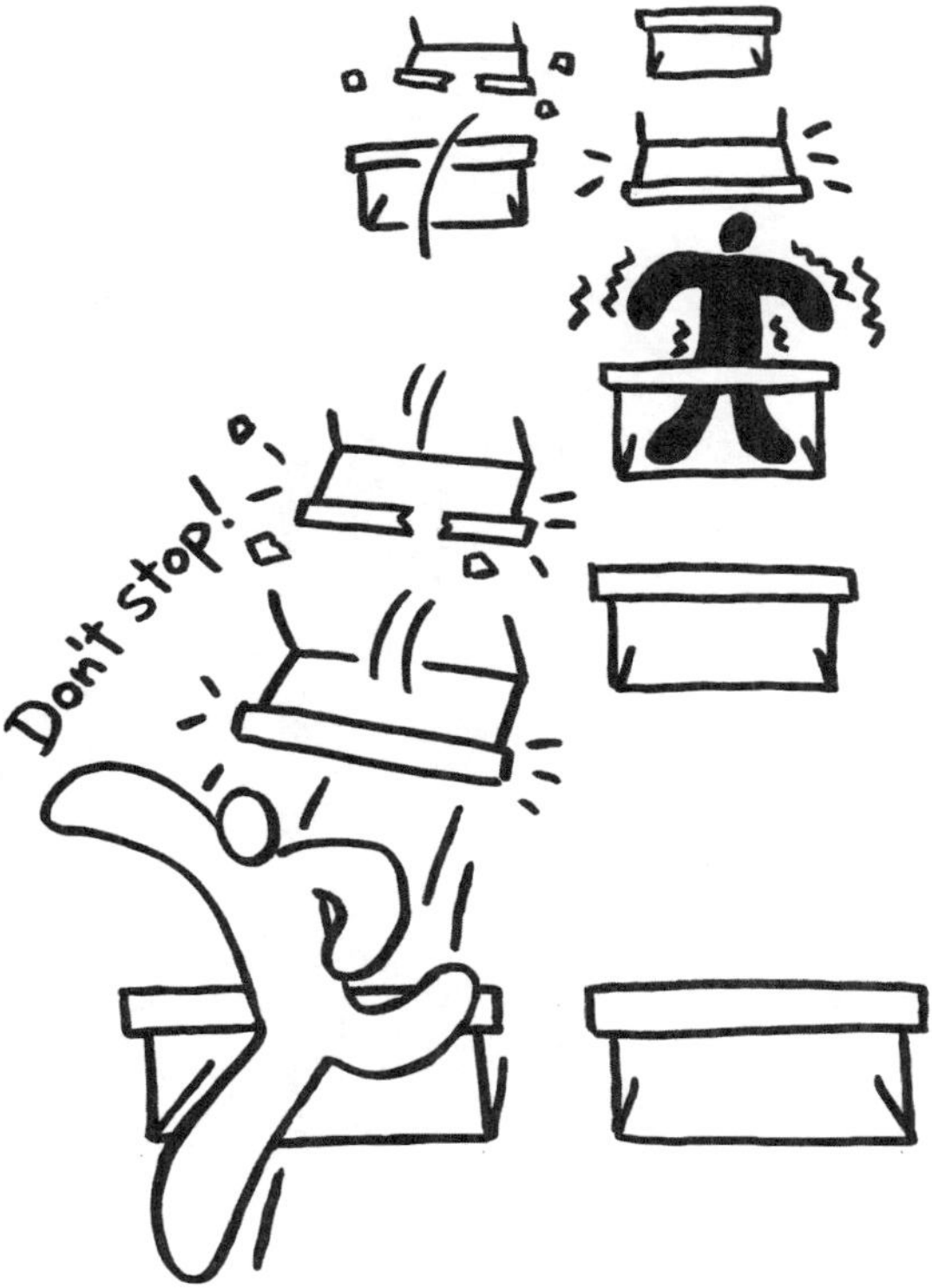

ばなりません。そして、そこを書き換えるとなると、数年から下手をすれば十年以上の歳月が必要です。

時間の流れが緩やかだった時代ならいざ知らず、現代においてそんな悠長なことをやっていられる余裕はありません。

重要なのは、いまの時点でのベストを尽くすことであり、それさえできれば反省は不要です。

もし反省したいのなら、それは走りながらやること。アウェーでは、決して立ち止まってはならないのです。

第4章
アウェーで戦える脳が日本を変える

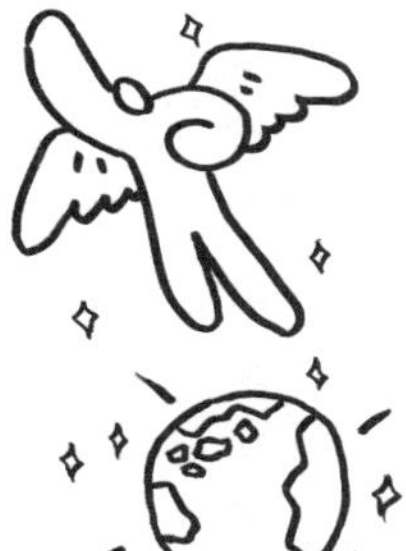

ガラパゴス化する日本

日本は二〇一〇年、ＧＤＰがお隣の中国に抜かれ、ついに世界第二位の経済大国から滑り落ちてしまいました。いまではその差は二倍以上に開いています。

思えば、戦後の日本が好調だったのも一九九〇年代前半まで。バブルがはじけてしまうと、その後はずっとデフレのままです。この五年は一応景気拡大が続いていることになっていますが、給料は上がらず消費は増えない。庶民にその実感はありません。

日本は好調時といったいどこが変わってしまったのでしょう。

いいえ、日本はどこも変わっていません。変わったのは世界のほうです。

世界の国々が参加しているゲームのルールがとっくに変更になっているというのに、日本人は相変わらず昔のルールのときに有効だったやり方で戦おうとしている。これでは勝負に勝てるわけがありません。

新しいルールとは、ひと言でいえばグローバル化です。インターネットによって世界の国々や地域の相互依存性が高まりました。その結果、「自国における部分最適」という発想では、将来の設計も問題解決もできなくなってしまったのです。

また、偶有性が増し、去年と同じことをやっていれば同じ結果が出るなどという考え方は通用しなくなりました。

欧米はもちろん、アジア各国もこの新しいルールに必死で適応しようとしています。ところが、日本はそれまでの強烈な成功体験が仇《あだ》となって、古いやり方からなかなか脱却できないようなのです。

また、なまじ国内に一億三千万人弱という比較的大きな市場をもっているため、世界に目を向けなくても、国内マーケットだけでそれなりにビジネスを成り立たせることが可能でした。

その結果、世界性がなく日本市場だけで売れる商品というものが、たくさん生まれてしまった。いささか古いいい方ですが、ガラパゴス化です。そして、その最たるものが、ガラケーと呼ばれる携帯電話。着メロ、着うた、ワンセグなど開発の方向があまりに日本市場に特化してしまったため、世界では競争力がまったくありませんでした。そうやって国内で新機能の競争をやっている間に、気がつけば世界ではｉＰｈｏｎｅのようなスマートフォンが主流となっており、この分野では、日本は中国、台湾、韓国といったアジアの国々からも遅れをとってしまったのです。

日本が誇るモノづくりの現場でさえ、iPadやiPhoneのように、情報ネットワークを利用して付加価値を生む商品をいかにしてつくるかという発想は皆無で、いまだにスペックを高め商品単体の完成度を高める競争に終始してしまっているのです。

「江戸時代の日本は、鎖国状態で高度な文化を築き上げたのだから、ガラパゴスで何が悪い」と開き直る人もいますが、すでに押し寄せているグローバル化の流れを止めることは不可能です。そんななかで、**グローバル化への対応を怠れば、国家として存在することすら危うくなる**といわざるを得ません。

本気で何とかしようという気になりさえすれば、日本のなかには、マンガやアニメ以外にも国際競争力をもち得る分野がたくさんあるし、羽生結弦選手や小平奈緒選手のように世界に通用する人材だって、決して少なくはないのです。

しかし、国も日本人一人ひとりのマインドもともに閉じていれば、世界にそれを知らしめることができない。それは、日本にとって大きな機会損失だといえます。

日本はグローバル化に乗り遅れている

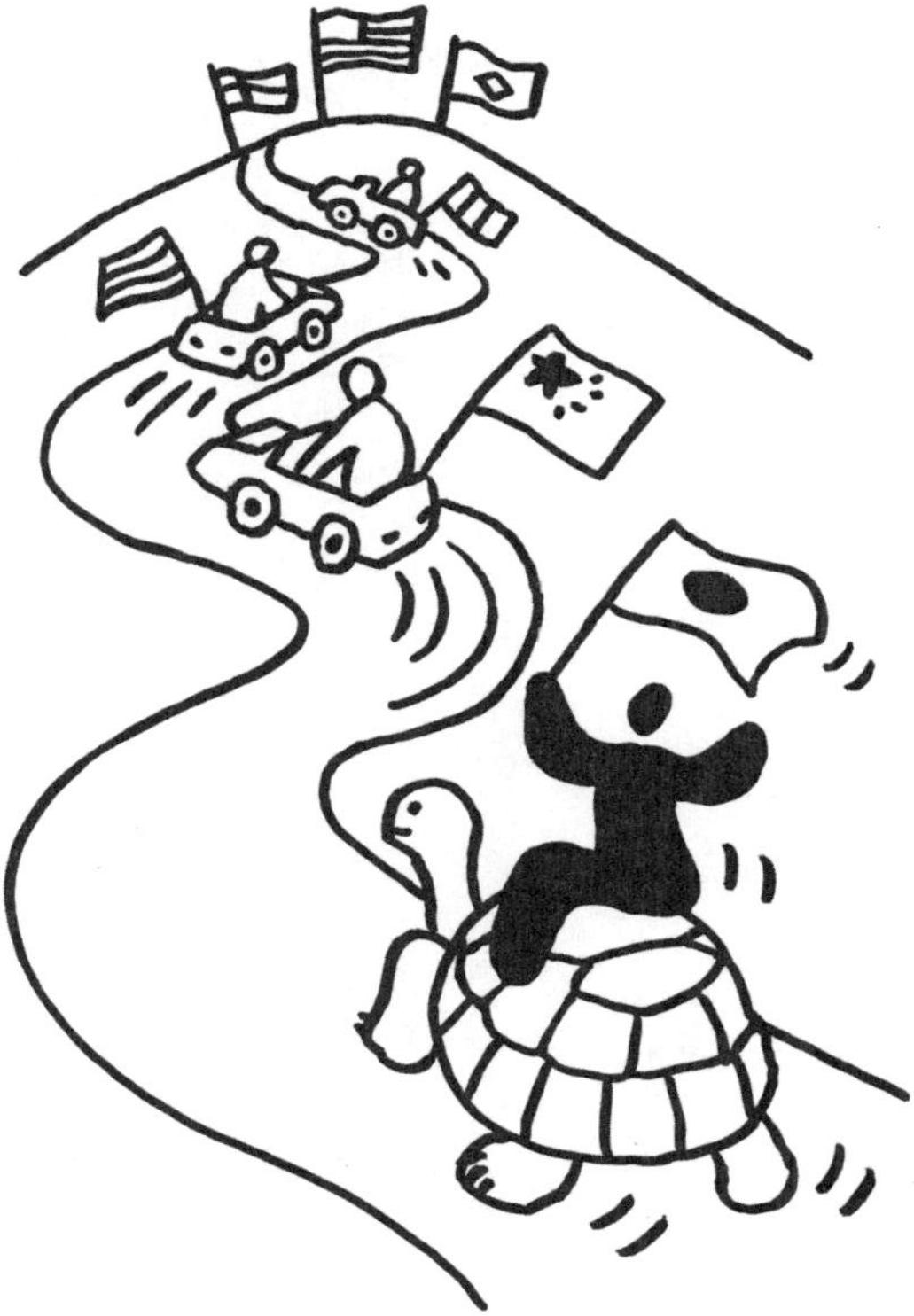

かつての長所が足を引っ張る

ルールが変わると、かつての長所がかえって足を引っ張る要因になってしまうこともあります。

以前、アメリカに向かう飛行機で、こんなことを体験しました。

機内食が運ばれてきて「飲み物は何にしますか」と聞かれた僕は、メインディッシュが肉料理だったので、赤ワインを注文しました。すると、そのアメリカ人のCAは、笑顔でテーブルの上にあったグラスに赤ワインを注ぎ始めるではありませんか。僕は思わず「エーッ」と声を上げてしまいました。

だって、そのグラスにはさっきまで飲んでいた白ワインが、まだ残っていたのです。でも、彼女はまったく気にする素振りもみせません。

アメリカの航空会社を利用すると、ＪＡＬやＡＮＡではまず考えられないこのようなことがよく起こります。

でも、それは「日本人が優れていて、アメリカ人がダメ」ということではありません。

要するに、サービスに対する考え方が違うのです。

日本人は相手が不快にならないように、言葉遣いや態度に気をつけ、非常に細かいところまで配慮します。そういう日本人のメンタリティはモノづくりにも反映され、それが日本の高度成長を可能にしたといっても過言ではありません。

しかし、その**繊細さや無謬性**《むびゅうせい》**は、モノづくりでは優位に働いても、新しい付加価値を生み出すアイデアや仕組みを競う現代社会においては、明らかに足かせ**になっています。逆に、細部にこだわらない分、フットワークのいいアメリカ人のほうが、新しいルールの下では有利なのです。

僕が自分のこの分析を英語のブログに書いたところ、当のアメリカから賛同のメールが多数寄せられました。彼らは「いま、何が大事なのか」をちゃんとわかっているのです。

ところが、日本人のほうの理解はあまり進んでいないようで、相変わらず高い完成度という文脈に適応することに躍起になっている人たちが、社会の主流を占めているように僕には見えます。

この日本人の姿勢は、相手を自分たちのホームに引き込んでしまえば有利に働きますが、アウェーで戦うときにこれでは、たちまちやられてしまうでしょう。なぜなら、アウェーでは失敗するのは当たり前なので、それを前提に戦わなければなりません。それなのに、**ミスを悪いものとする減点主義では、身動きが取れなくなってしまう**からです。

たとえば、日本人にとって英語学習というのはアウェー戦だといえます。上達するには失敗を恐れず、外国人相手に下手な英語で話しかけ、できるだけたくさん失敗をすればいいのです。しかし、日本人のメンタリティでは失敗はいけないことですから、できるだけ失敗を避けようとする。そうすると、どうしても実践を敬遠するようになります。

また、教える人間はできたことをほめるより、間違いを指摘して矯正することに重きを置くので、英語を勉強する喜びが強化されず、学習のモチベーションが低下せざるを得ません。これでは英語がうまくなるはずがないのです。

モノカルチャーの弱さ

日本のグローバル化への対応を阻むメンタリティは、減点主義以外にも枚挙に暇《いとま》があ

減点主義では、身動きが取れなくなる

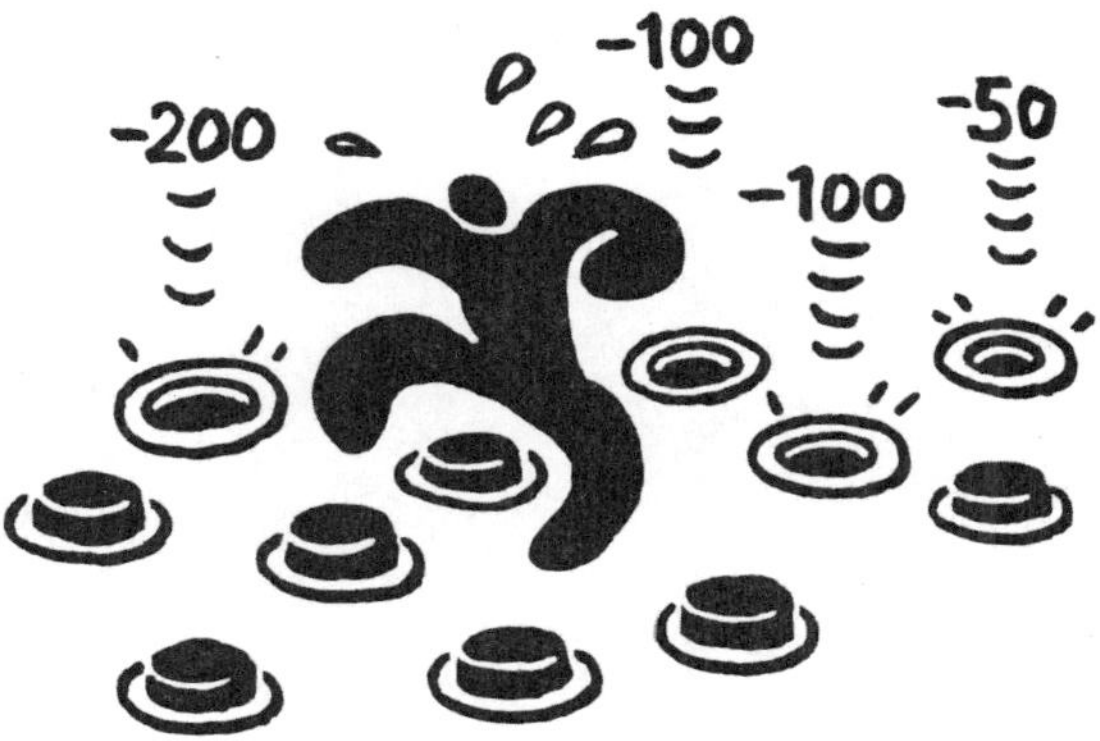

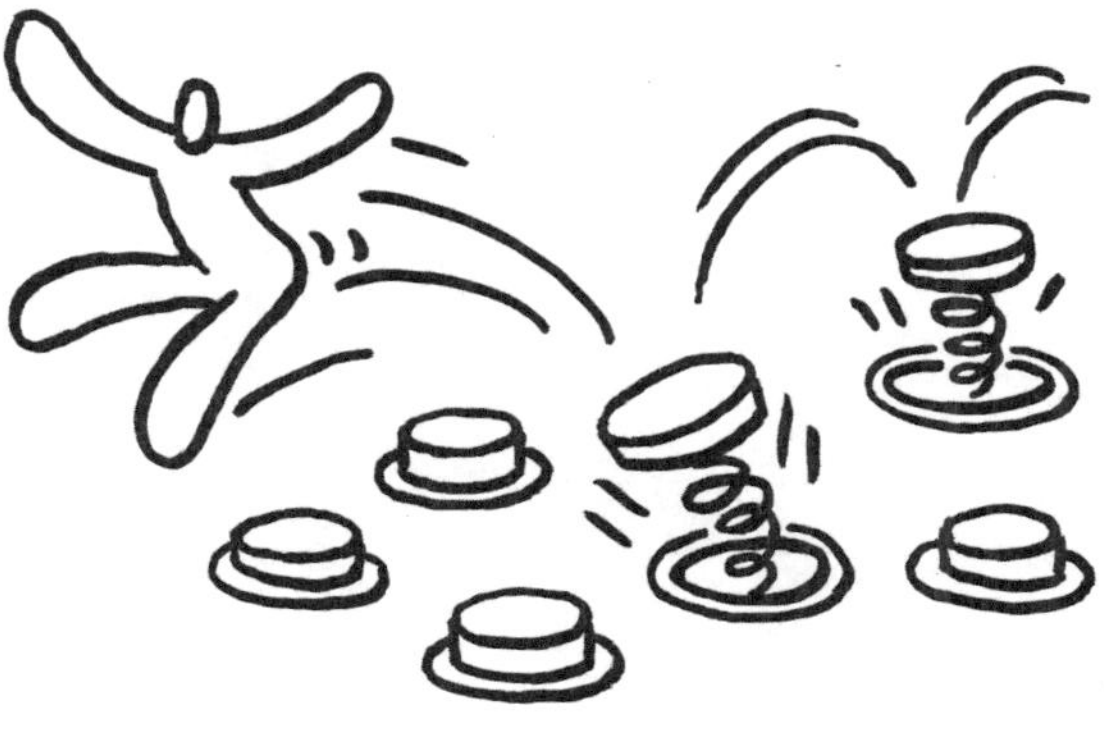

りません。

「梅田君も、いつまでもそんな虚業をやっていないで、そろそろ実業に就いたらどうかね」

『ウェブ進化論――本当の大変化はこれから始まる』(ちくま新書)の著者である梅田望夫《もちお》氏は、コンサルティングの仕事を始めたばかりのころ、クライアントである某メーカーの社長からこう言われて激怒し、その場で社長に謝罪を要求したことがあったそうです。

梅田氏が怒るのはよくわかります。

日本のモノづくりの現場で、商品開発や製造に携わっている人たちがどれほど苦労しているかは、僕もソニーやトヨタの工場に何度か行ったことがあるので知らないわけではありません。

自分たちは毎日額に汗して必死でモノをつくっている。そういう自負があるからこそ、梅田氏のようにアイデアという目に見えないもので勝負している仕事が、その社長には虚業に思えたのでしょう。

だからといって、コンサルタントが楽をして稼いでいるのかといったら、それは認識不足です。どんな世界でもそこで生きていくためには、厳しい競争に勝ち抜いていかねばならないのは、当たり前のこと。努力なしに勝者になることなどあり得ないのです。

しかし、日本では、えてして**自分のムラ社会の論理だけでものごとを判断し、評価を下そうとする傾向**があります。**日本人はどうも多様性を理解するのが苦手**なようです。

それは何も、古い世代の人たちにかぎったことではありません。若者も同様です。最近の中学校や高校では、「みんなと同じでないといけない」という同調圧力がものすごく高いといいます。何かを言う場合もそこにいる人の気持ちを先回りして推し量り、違和感を抱かせないようにすることが重要であって、それができないと「空気が読めない奴」というレッテルを貼られ、仲間の輪からはじき出されてしまうのです。

空気を読むことが重視されるというのは、まさに社会が多様な価値観を認めていないからだといっていいでしょう。

日本は島国で、おまけに日本語という特殊な言語が使われているということもあって、移民の国であるアメリカや、隣国と地続きのヨーロッパ諸国に比べ、あらゆる点で多様性が不足しています。要するに、**限りなくモノカルチャーに近い**のです。

労働集約的なモノづくりが主要産業だった時代には、その均質性は武器になったかもしれません。しかし、いかなる産業においても、**自由な創造性やかつてない斬新な発想が問われる現代においては、モノカルチャーは明らかにデメリット**です。

以前、僕の後輩である東大生を前に、入試をハーバード大学のようにOBによるインタビューにして、これはというものをもっている人なら、国籍や年齢に関係なく入学を認めるようにしたらいいのではないかという話をしたところ、ひとりの現役学生から「東大は厳密な入試をやっているからこそ、学生の質が保証されている。茂木さんの提案のようにしたら、質が下がって東大のブランド力が低下してしまう」という反対意見が出ました。

僕は「いったい彼は何を言っているのだろう」と思ったのですが、周りを見ると大半の学生がうなずいている。

彼は、東大のブランド力というものが、どこでも通用する絶対的な価値だと思っているのでしょう。それが非常に偏狭で独善的な考え方で、世界の常識から大きくかけ離れ

日本人は、「みんなと同じ」が好き

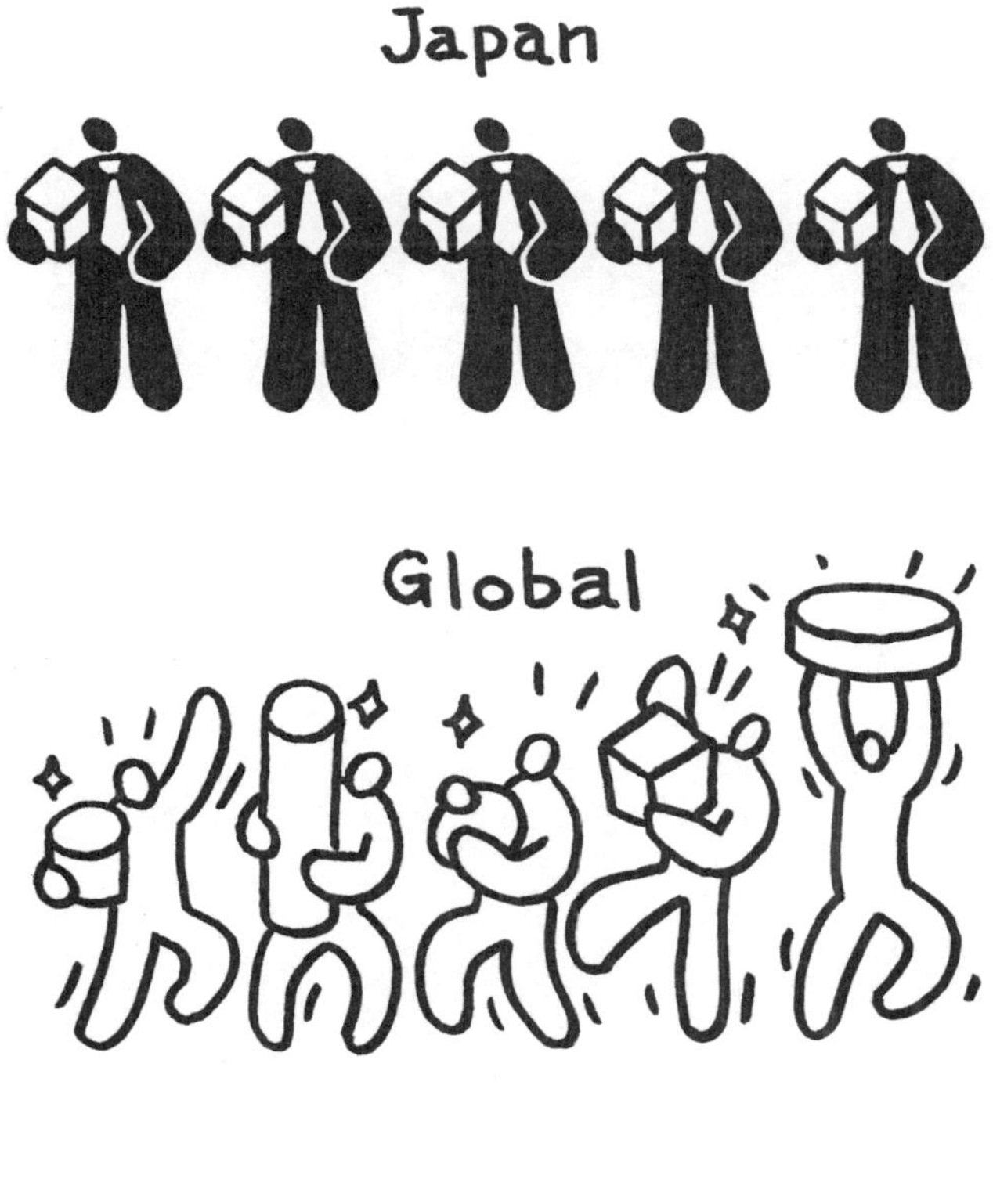

ているということに、これから社会の中枢でリーダーになるのであろう人たちが、まったく気づいていないのです。

日本の常識はズレている

世界とのズレを僕がとくに痛感するのは、日本の度しがたい権威主義です。

作家の林望《のぞむ》氏も言っていますが、オックスフォードやケンブリッジといったイギリスの大学の教授たちというのは、いかにして「知の卓越」を極めるかしか頭にありません。なぜなら、教授としての存在価値を評価される基準はそこしかないからです。そのため、彼らは連日連夜、必死になって知と格闘を続けます。その姿はさながら、九十分間休みなくピッチを走り続けるサッカー選手のようなものです。

一方、日本はどうでしょう。日本の大学教授で、全身全霊をかけて知的探求に取り組んでいるという人がどれくらいいますか。皆無とはいいませんが、その数はイギリスの足下にも及ばないと思います。

そして、その理由も僕にはよくわかります。それは、「大学教授という肩書によってすでに自分の知の卓越は証明されている」と、ほとんどの人が勘違いしているからです。

イギリスにかぎらず世界の多くの国では、現在の能力や生き様を見てその人の正味価値を判断します。ところが、**日本では、所属や肩書でその人の価値を規定してしまい、人間を見ようとしない**のです。

なぜそうなのか、理由は定かではありません。ただ、権威主義的傾向が、現代に生きる日本人に根強いのはたしかです。

僕も例外ではありませんでした。

あれは、一九九五年にケンブリッジ大学に留学したときのことです。イギリス人やアメリカ人のクラスメートは、担当教授のホラス・バーローに向かって当たり前のように「ホラス」とファースト・ネームで話しかけます。ところが、僕にはそれがどうしてもできなかった。

先生や教授は「○○先生」「××教授」と呼ぶものだという、日本の常識が染みついていたのでしょう。「ホラス」と呼び捨てにするのが、どうしても失礼に思えてしまうのです。それで、しばらくはクラスで僕だけが「プロフェッサー・バーロー」と言っていました。

他のクラスメートのように「ホラス」と自然に口に出せるようになるまでなんと二カ月。それほど、日本人の僕にとって肩書の壁は高かったのです。

ケンブリッジでは、ひとつのテーマについて、教授も学生も一緒になって議論します。それはまさに、**個々の意地とプライドをかけた真剣勝負。そんなときに肩書なんてなんの意味もないし、かえって邪魔**でしかありません。

しかし、こういうことは、「教授の教えを学生が拝聴する」という図式しか知らない日本の大学生には、まず理解できないでしょう。

また、学歴信仰も、肩書信仰と根を同じくする日本特有の現象です。

「でも、東大生の母親になれたらいいですよね」

テレビ番組の収録で一緒になったある女優さんが、無邪気な顔でそう言うのを聞いて、僕は唖然としました。だって、僕はそれまで彼女の隣でカメラに向かって、「東大のようなガラパゴス化した日本の大学に未来はない」という話をさんざんしていたのです。

大学というのは、社会を有利に生きていくための資格でしかなく、なかでも偏差値の

真剣勝負では、肩書は邪魔になる

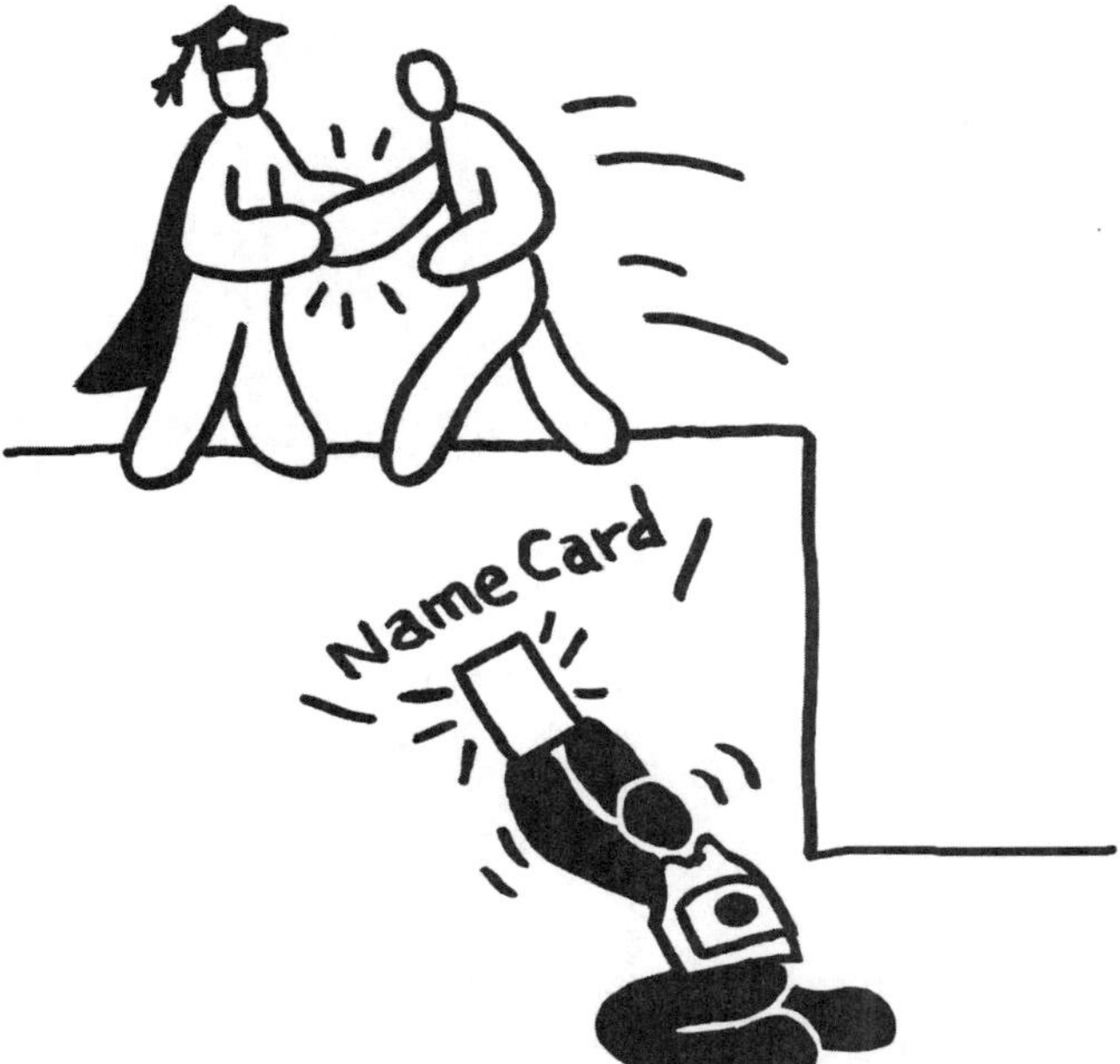

いちばん高い東大が、最も資格としての価値が高い。

この考え方は、あたかも宗教の教義のように、この国の津々浦々にまで浸透していまず。だから、親は子どもを小さいころから塾に通わせ、受験テクニックを習得させるために時間と費用を費やすことに疑問をもたないし、東大の合格者数が多い高校には、全国から入学希望者が殺到するのです。

しかしながら、そんな東大ブランドに価値を感じているのは日本人だけという事実を忘れてはいけません。海外の人は、東大出身だからといて、それだけで恐れ入ったりその人を尊敬したりしません。するわけがないのです。

今後、グローバル化が進めば、そういう偏狭な権威主義はますます意味をもたなくなるでしょう。それなのに、学歴や偏差値による序列を相変わらず無批判に信じられるメンタリティを、僕は理解できません。

ちなみに、僕は東大を卒業していますが、これまで東大ブランドを利用したことは、一度たりともありません。

僕が目標としているのは、アインシュタインやラッセルやウィトゲンシュタインといった知の巨人たちであって、そこに「東京大学」などというブランドが入りこむ余地などこれっぽっちもないのです。

たしかに、東大には素晴らしい先生が何人もいるし、研究施設も充実している。学問をする環境としては悪くありません。ただ、そういう東大のリソースを利用するために、入試をクリアしてゼミに入ってという手順をいちいち踏むのでは、時間がかかりすぎます。

「この先生に教わりたい」と思ったら、直接アプローチすればいい。教育制度はそれができるようなかたちに変えるべきだと思います。実際、そういうスピード感がある人でないと、これからは通用しなくなるでしょう。

企業にしても、そういう破天荒なことをせず、受験勉強をして大学に入り、三年生になったら就職活動をして就職するということをすんなり受け入れるような従順な学生ばかり採用していたら、グローバル化の荒波のなかで生き残ってはいけないはずです。

「グーグル時価総額」で実質的価値がわかる

これまでの日本社会では、名刺に刷り込まれた社名や肩書が重要な意味をもっていました。僕は、それに代わる**新しい評価基準として、いまから約十年前に「グーグル時価総額」という基準を提案しました。**

インターネットには、「参加者全員の平等性」という素晴らしい特長があります。

たとえば、ツイッターで誰かがつぶやいたとしましょう。発言者が有名人であっても、それが多くの人の心に刺さる内容でなければ、その発言は広がっていきません。逆に、無名の人であっても、そのつぶやきにセンスがあり価値があると思う人が多ければ、リツィートされてたちまち広まっていきます。

つまり、**ツイッター上では、実質的価値が純粋に評価の対象**になるのです。

たとえば、初対面の人に自分という人間をわかってもらうには、「僕の名前をグーグルで検索してください」といえばいいのです。ホームページがあれば、現在の仕事、過去の実績、興味をもっていること、人間関係などのあなたに関する情報を、相手はすぐ

社名や肩書よりも
ネット上の情報のほうが信頼できる

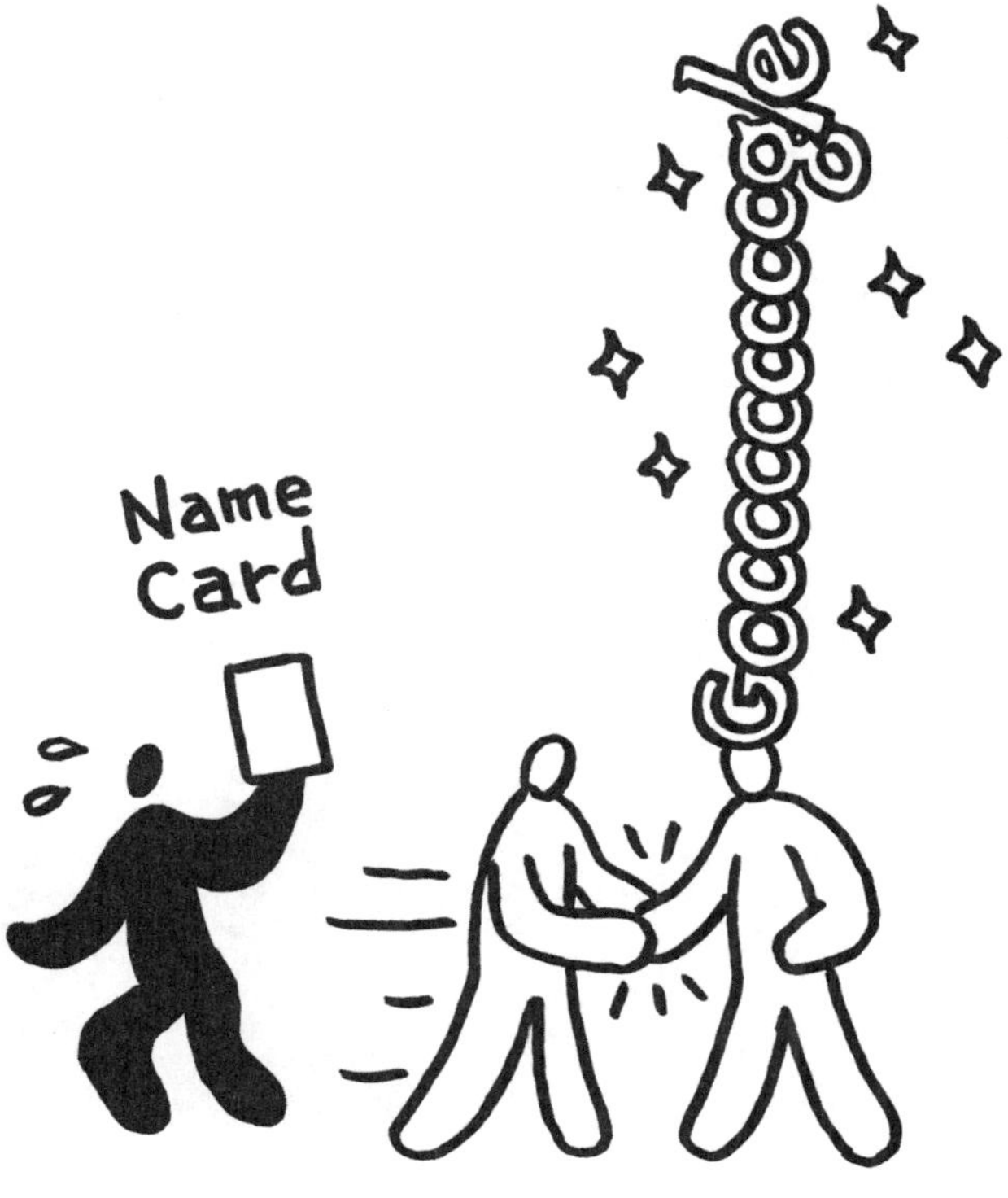

に知ることができます。第三者の評価だって見つかるかもしれません。非常に短時間で、あなたの「グーグル時価総額」を伝えることができるのです。

みんながインターネットにアクセスし、そこになんらかの痕跡を残すようになった昨今、**社名や肩書なんかより、ネット上にあるその人の実績や評判のほうが、よっぽど信用できる**はずです。この「グーグル時価総額」でお互いを評価しあう習慣が広がれば、企業名とか役職とかの形式情報の価値は下落し、大企業に所属することの意味も薄れていくでしょう。

ダニエル・ピンクの著した『フリーエージェント社会の到来』（池村千秋訳・玄田有史解説、ダイヤモンド社）によると、『フォーチュン５００』にリストアップされている大企業で働く人は、アメリカ人労働者の十人に一人以下にすぎず、四人に一人はピンク氏がいうところの「フリーエージェント」という働き方を選んでいるのだそうです。

これは、言葉を換えれば、インターネットなどの新しい武器を手にアウェーに飛び出す人が、彼の国では主流になりつつあるということです。

この波が遠からず日本にも伝播《でんぱ》してくることを、僕は切に願わずにはいられません。

本気が足りない

ところが現状では、企業も人も無意味な権威に寄りかかっています。なかでも、**日本のいわゆる「エスタブリッシュメント」は油断しています。**

たとえば、新聞。購読者が減る一方なのは、巷《ちまた》でいわれているような、若者の活字離れだけが原因ではありません。それは、**新聞の紙面から本気が立ち上がってこない**からではないでしょうか。

日本の大新聞の記者はみな、記者クラブ制度という特権に安住し、大本営発表のような記事を平気で書いています。しかも、本来ライバルであるはずの記者どうしが、「メモ合わせ」と称して取材内容を確認し合うといった、よその国ではおよそ考えられないようなことをやっている。これでは、特オチもない代わりに、読者をうならせるような紙面づくりなどできるはずがありません。記者クラブ制度を廃止し、真のジャーナリスト精神に立ち返らないかぎり、新聞がこの先も衰退していくのは避けられないでしょう。

二〇一〇年に当時アップルのＣＥＯだったスティーブ・ジョブズが行った、ｉＰａｄ

発表のプレゼンテーションが世界中で話題となったのは、彼が間違いなく本気だったからです。

人間の脳には、相手を見てその人がどれくらい本気かを察知する能力があります。ジョブズは本気の度合いがハンパではなかった。だから彼の言葉は多くの人の心に突き刺さったのです。

歴史を振り返れば、日本にもそういう本気の勝負のできる先達がいなかったわけではありません。

一九五一年、時の首相である吉田茂がサンフランシスコ講和会議に出席するにあたり、全権団顧問として随行した白洲次郎氏は、事務方が用意した吉田首相の受諾演説の原稿が美辞麗句で飾られ、しかも英語で書かれているのを見て「講和会議というのは、相手もこちらも同等のはず。それなのに、わざわざ相手側に気を遣い、言葉まで相手に合わせるとは何事か」と激怒して、それを破棄し、急きょ日本語で書き直させたといいます。

後日、日本語で行った吉田首相の演説に、連合国側が新生日本の本気を感じたのは、想像に難くありません。

本気でないと伝わらない

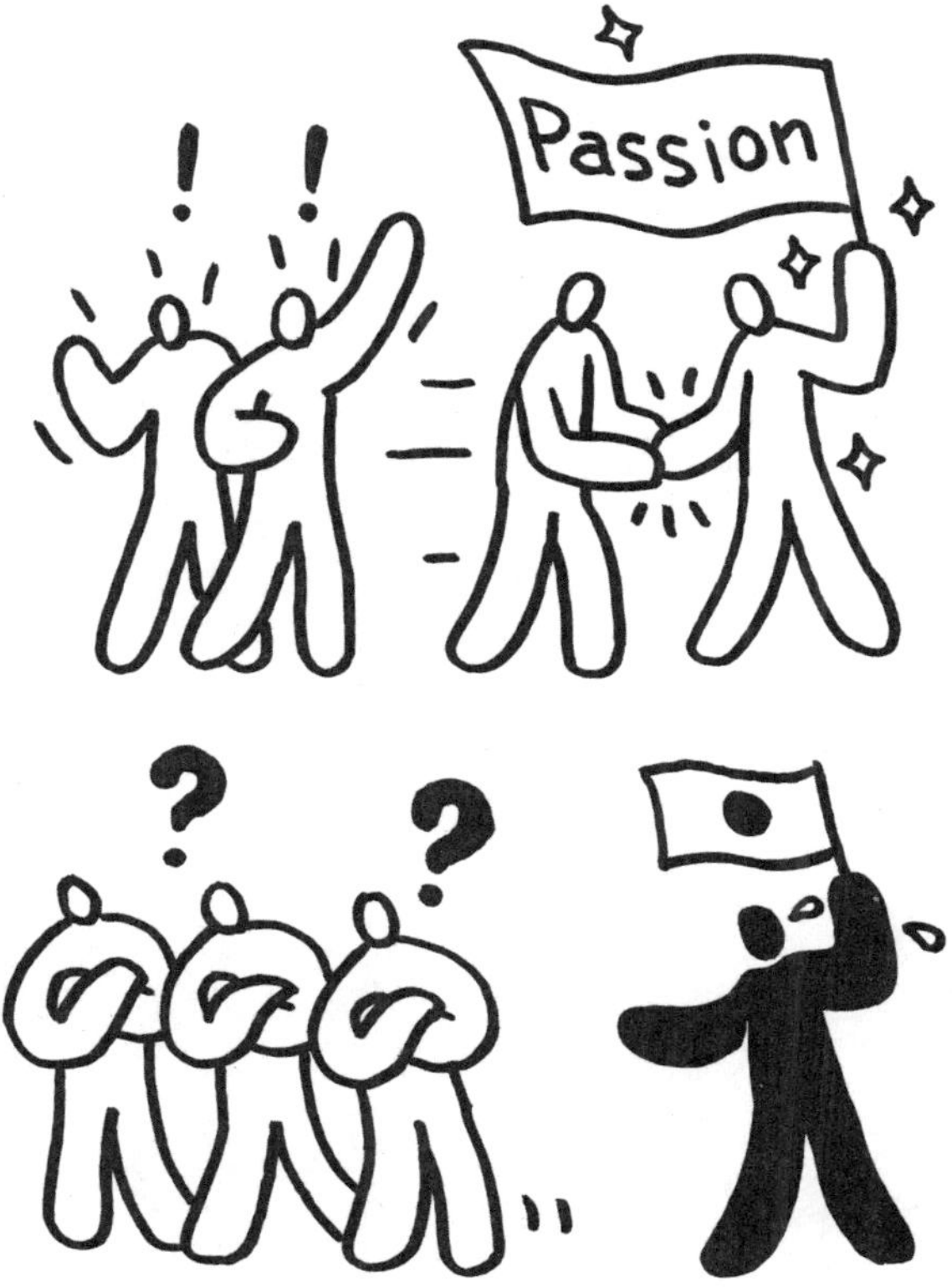

それと比較して、**今の日本人のやることなすことに本気が感じられないのは、そこに情熱が伴っていないから**ではないでしょうか。

情熱というのは、理想があって初めて生まれてきます。**あるべき姿と現実との距離に恐れおののきながら、それでも勇気を出してそれを埋めようと動き出すとき、情熱は生まれる**のです。

ちなみに、日本語の「情熱」にあたる英語のｐａｓｓｉｏｎには、「受難」という意味もあるのをご存じでしょうか。つまり、理想と現実の距離が遠く、到達が困難なほど、情熱は大きな炎を上げて燃え上がるというわけです。

現状に不満を抱きながら、「仕方がない」と抵抗もせずにそれを受け入れ、そこで「自分がいかに楽をするか」ばかり考えていたら、情熱など生まれるわけがありません。また、そこに本気が感じられないのは当たり前です。

従順すぎる日本人

日本の学生を教えていて感じるのは、非常に従順だということです。もちろんそうじゃない人もいますが、概して、**優秀な学生ほど従順**であるのは間違いないでしょう。

そして、**それは彼らがそうなるように育てられてきたから**にほかなりません。

まだ彼らが幼かったころ、この社会は彼らにとって、右も左もよくわからない不確実な場所でした。身ひとつで立ち向かうには、あまりに手強すぎた。

そこで、親が彼らの安全基地となり、「こういうときはこうしなさい」「こうなったらこうすればいいのですよ」というように、文脈と的確な対処法を教えてくれました。

もちろん、これが悪いことであるはずはありません。大人だって安全基地があるから、不確実性だらけのアウェーに出ていっても戦えるのです。

ただし、**いつまでも親が安全基地というのは問題**です。子どもはいずれ親の庇護《ひご》を離れ、自分の力で偶有性に充ちた社会と対峙していかなければなりません。だから、親は子どもの安全基地となりながら、一方で子どもの能動性や自主性を尊重し、彼らが自分の力で未知の世界に挑戦できるようにしてあげることが必要なのです。

ところが、日本の親は後半の役割を忘れて、いつまでも子どもの安全基地でいようとする傾向がきわめて強いときています。

そうするとどうなるか。子どもは、親が「そうだ」と信じている社会の文脈をトレースし、その文脈においてやはり親が正しいと思っている思考、行動、所作を身につける以外のことをしなくなるのです。

親の目で見た社会がこれからも永遠に続くなら、こういう育て方にもある種の合理性はあるといえるかもしれません。しかし、いまの世界の変化をみれば、親が生きてきた社会と子どもがこれから生きていく社会の文脈が同じであるはずがないのです。

そして、こういう親に育てられた子どもがやがて、ついに**自分のなかにプリンシプルという安全基地を獲得できず、常に保護者に文脈と答えを教えてもらわないと生きていけない「従順な大人」になってしまう**というわけです。

保護者は、親、先生、上司というように変わっていくかもしれませんが、いつの場合も彼らは時の保護者に頼り、その言に忠実に従うようになる。保護者にとっては優等生でも、その生命力は非常に脆弱《ぜいじゃく》です。

アメリカやイギリスの本屋をのぞくと、伝記のコーナーがとても充実しているのに驚かされます。**伝記というと、日本では児童書の一種とみられがちですが、向こうではれ**

日本人は、大人になっても
保護者がいると錯覚している

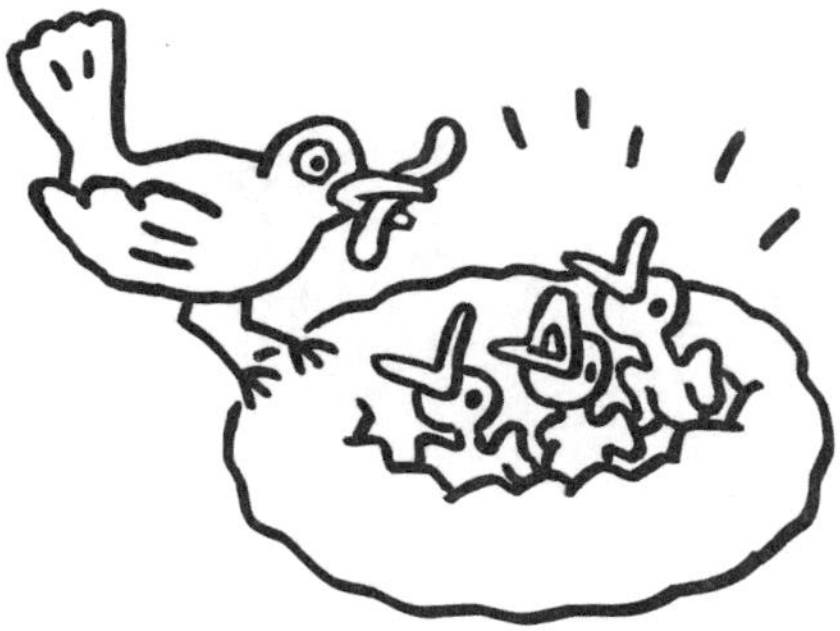

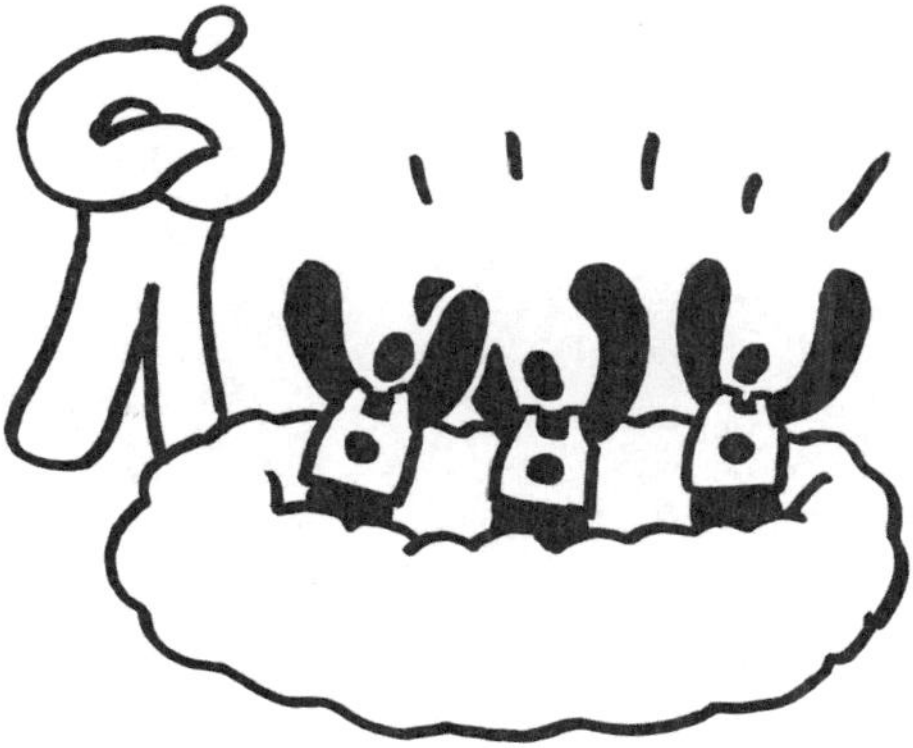

つきとした大人の読みものです。

英米人は、偉業を成し遂げた人が、どうやってこの先が見えない世界で勇気を振り絞って挑戦を決意したのか、逆境をはねのけたのかといったことを、偉人伝から読み取ろうとします。彼らにとって、伝記になるような**偉人というのは、不確実な人生を生きるためのリアルなロールモデル**なのです。

ところが、日本には、子ども向けの偉人伝しかありません。

そこでは、傷つきやすい子どもの心の発達を妨げないように、偉人たちの人生が本来はらんでいるひんやりとしたリアリティは、注意深く脱色されています。いわば、「保護者つき」の偉人伝であり、ファンタジーの一種です。

日本に子ども向けの偉人伝しかなく、リアリティのある大人の伝記が読まれないという事実は、言い換えれば、**日本人の人生のロールモデルが、子どものころから成長していない**ということを意味します。つまり、**日本人は大人になっても、小さなファンタジーの世界で生き、いつまでも「保護者」がいると錯覚している**のです。

「有名大学に合格しさえすれば、社会のなかでの評価が確立し、その後の人生が安泰だ」というのも、「大手企業の正社員になれば、経済的な安定が保障される」というのも、学歴にも肩書にも実質的価値はないのですから、ファンタジーのひとつでしかありません。しかも、日本の世界的地位が低下するなかで、それらは徐々に賞味期限切れになってきています。それでも、そのファンタジーを保障してくれる「社会」という保護者がいると、日本人の多くは勘違いしています。

だから、政府や政治家に「何かしてほしい」と子どものようにねだるばかりで、**自分たちの力で社会を変革しようというムーブメントはなかなか生まれない**のでしょう。

日本人はストックホルム症候群

日本人は、いつからこのようなメンタリティに陥ってしまったのでしょうか。

「狩猟民族の欧米人と違い、日本人はもともと農耕民族なので、個人として打って出るよりも、みんなで足並み揃えて共同作業をするのに適している」などといった、原因を日本人の民族性に求める意見は、あまり説得力がありません。なぜなら、日本人のDNAをもつ人でも、子どものころからアメリカやイギリスで暮らしていれば、彼の地の人たちと同じような考え方や行動の仕方をとるようになるからです。

また、戦国時代の日本人は、いまの欧米人以上に独立自尊の気風にあふれていました。何しろ国家の庇護などない状態で、自分たちで武器をもって自分たちの国を守り統治したのですから、生きるということに対する個々の人間の本気度合いが違います。だから、安土桃山時代の美術品を見ると、茶器でも絵でも後の時代と迫力が違う。公共のお金で守られているいまの日本美術など足下にも及びません。

問題はDNAではなく、「場の空気を重んじ秩序を乱さないことを、個人の自由より優先すべき」という、現代の日本社会を支配する暗黙のルールにあります。ルールといっても別に明示されているわけではありません。

意思決定のプロセスやシステムの在り方を議論する際に、しばしば「マインドセット」という言葉が使われます。ある組織やグループに属する人々がさまざまなことを評価したり行動の選択をしたりするにあたって、暗黙のうちに援用し、従っているルール、価値観、行動の方法論のことです。

日本人は**日本社会で暮らしているうちに、いつの間にか「空気を読む」というルール**

日本人は日本社会の人質のようなもの

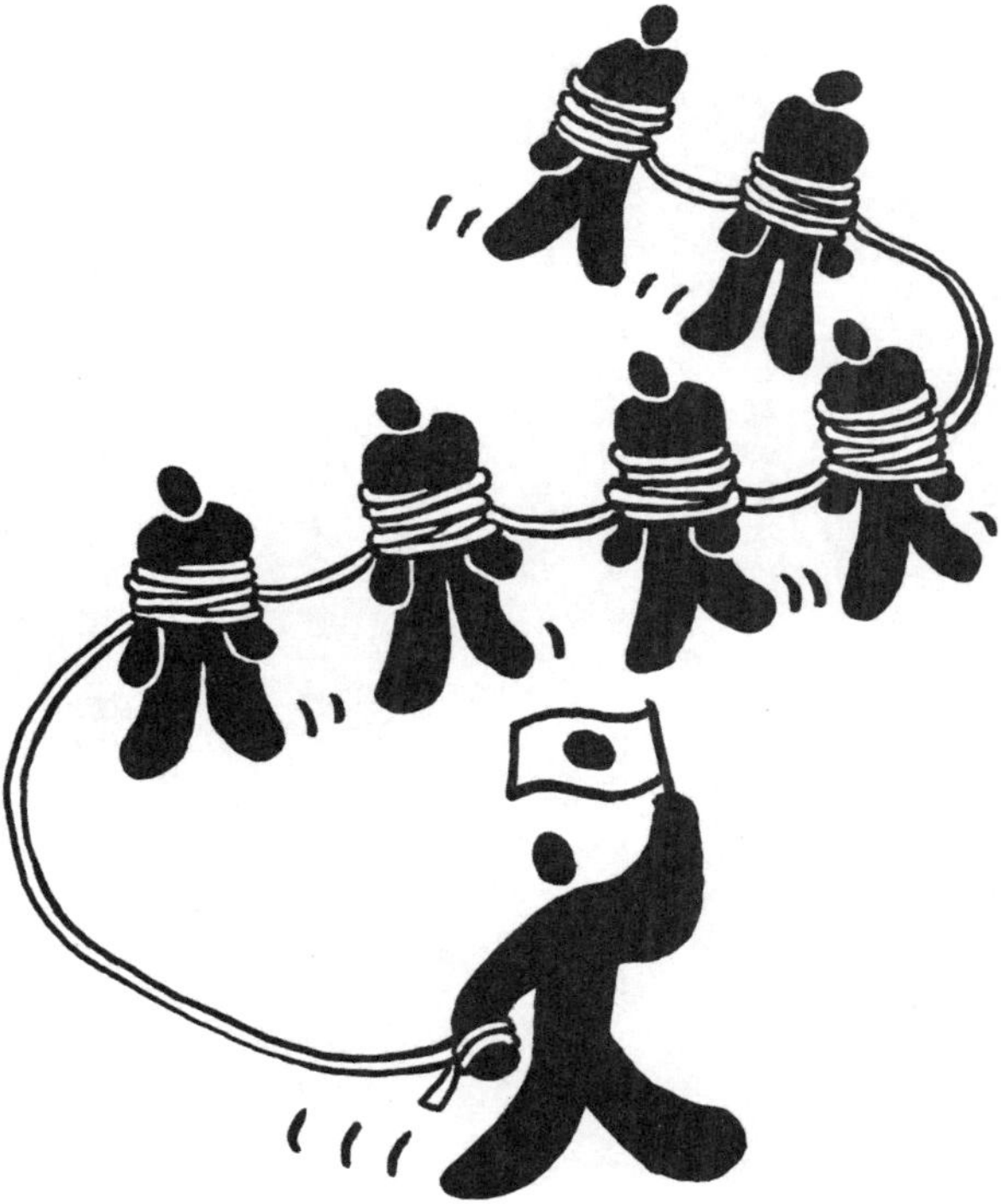

を、マインドセットとして刷り込まれてしまうのです。

僕には日本人が、**人質となった被害者がいつの間にか加害者である犯人に、同情や共感を覚えるようになる「ストックホルム症候群」と同じ症状**を呈しているようにみえます。この国に生まれ落ちた瞬間、その人は日本社会の人質となる。そして、そこのルールに従って生きているうちに、気がつけば日本人独特のマインドセットが身にしみついてしまっている。これはまさにストックホルム症候群そのものです。

日本人は海外で揉まれたほうがいい

とらわれているマインドセットから抜け出るために、いちばん手っ取り早い方法は、海外に出て、そこで日本人と異なるマインドセットの人たちと交流してみることです。

初めのうちは、**日本での常識が通じないために、きっとおおいに傷つく**ことでしょう。

もし、日本の有名大学を卒業した人が、アメリカやイギリスに社会人留学をして、クラスメートに出身大学名を鼻高々に告げても、「ああ、そう」で終わりです。日本の大学のランクなんて日本人以外は誰も知らないし、関心もないので、無理もありません。

それどころか、話をしてみてたいしたことがないと思われたら、相手にもされないでしょう。

日本では有名大学を卒業していると、それだけで彼は頭がいいに違いないと、実力の二割増しくらい有利にみられます。そういう扱いが普通だと思っている人は、これでかなり傷つく。そして、**その経験が自分をたくましく成長させてくれる**のです。

だから、チャンスがあれば、いや、チャンスをつくってでも、海外に行くことをお勧めします。

勝手知ったる日本にいれば、たしかにひどく傷つく経験はしないですみます。しかし、グローバル化が進めば、日本のルールもいずれ変更を余儀なくされる日が訪れることでしょう。そうなったとき、**日本のマインドセットにがんじがらめになっている人は、変化に耐えられない可能性大**です。

そうならないためにも、早いうちに海外に出て、耐性をつけておいたほうがよいのです。

ただ、僕自身も、恥を忍んで告白すれば、博士号を取ってケンブリッジ大に留学する以前、海外留学を三度躊躇しているのです。

一度目は高校の卒業直後。試験を受ければ、奨学金をもらってアメリカに行くことができたのに、「先に日本の大学で勉強したほうがいい」という担任の先生の助言に従って断念。

二度目は、大学三年のとき。奨学金の試験に受かり、留学先の大学まで決まっていたにもかかわらず、単位の互換性がないため留学すると卒業が一年遅くなると知って、直前になって断ってしまいました。

三度目は、学士入学をした法学部四年に、再び科学者への道を模索し始めたとき。卒業後、アメリカの大学で研究をすることもできたのに、踏ん切りがつかず、結局、日和《ひよ》って日本の大学院を選んでしまったのです。

それで、三十歳を過ぎてようやく留学するわけですが、いま思えば、もっと早く世界を見ておくべきでした。そうすれば、僕の成長はいまより確実に加速されていたに違いありません。

海外で傷つくというのは、良くも悪くもそれまで日本人として生きてきた自分を受け

海外に出ると
日本のマインドセットから解放される

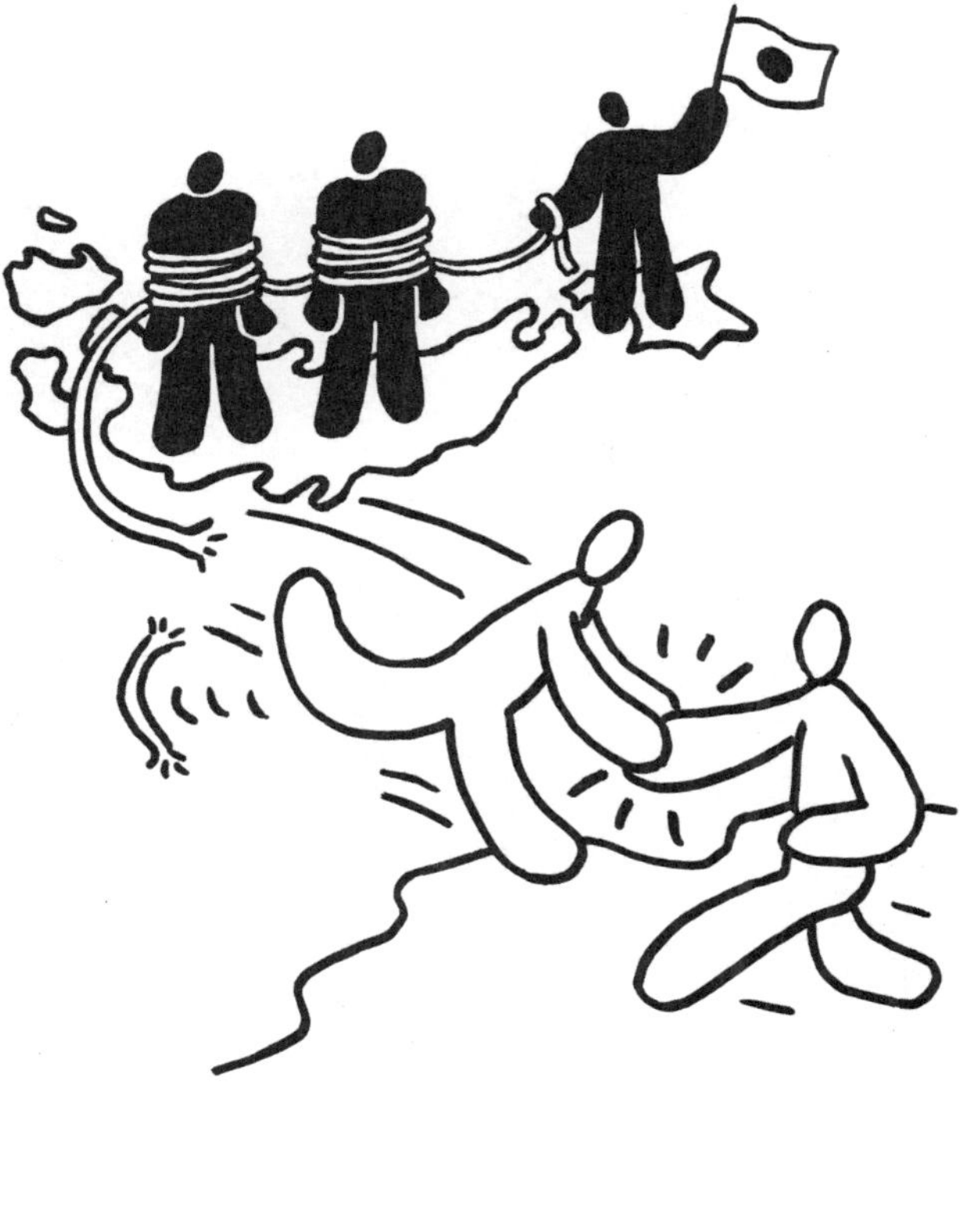

入れるということです。それは本当に苦しい。でも、その苦しさを乗り越え、最終的に**「自分は日本人としてしか生きられないのだ」と覚悟を決めたとき、ようやくアウェーで戦える力強さを獲得できる**のです。

英語で世界レベルの情報にふれる

海外に出るチャンスには恵まれないとしても、**せめて英語の情報に日常的に触れる努力をするべき**です。

日本にいて、日本のメディアからしか情報を取らないという態度はきわめて危険なことといえます。なぜなら、それを見たり読んだりしているだけでは、世界で起こっている「重要なこと」が、絶対にわからないからです。

そんなことはない、新聞には国際面があるし、テレビニュースは海外の話題も取り上げる、しかも評論家やコメンテーターという人たちが解説までしてくれるではないか。

そういわれれば、たしかにそのとおりです。しかし、それでもやはり、本当に重要な世界の情報は、そこにはないと思ったほうがいいでしょう。それは、日本のメディアが誰に向けて情報を発信しているかを考えれば、明らかではありませんか。

そう、それは日本人です。日本にいて日本語を理解する人が見聞きすることしか、想定していません。そのため、報じ方は自然と内向きになります。また、日本人以外の他者の目をまったく意識していないので、ひたすら受け手にすり寄ったつくり方になるというのも、日本のメディアの特徴です。日本のメディアは、日本人が喜んだり興味をもったりするものを優先的に取り上げるという構造になっているのです。

だから、世界中の人たちが関心をもつような事件が起こっても、「日本の読者や視聴者にとってはこっちのほうがバリューが高い」という理由で、政局や芸能人の結婚をトップニュースにもってくるというようなことが、平気で起こるのです。

海外からの批評に耐えられるような骨太のメディアをもたないというのは、国として情けないかぎりですが、それ以上に深刻なのは、一人ひとりの日本人のほうかもしれません。**日本のメディアしか知らなければ、世界がどんなダイナミズムで動いているかも知らず、ローカルな文脈のなかでしか、思想や感性を磨くことができない**からです。それでは、いつまでたっても、錆びついた日本のマインドセットから自由になることはできないでしょう。

しかし、この閉鎖性から抜け出す手がないわけではありません。**インターネットを使って、海外メディアに直接アクセスすればいい**のです。

ところが、それができる環境にあるのに、なぜか日本人は積極的にやろうとしません。理由は、英語です。英語が苦手なため、アクセスできてもコンテンツを理解することができない。だから、楽な日本メディアにとどまってしまうのです。

もちろん、日本には翻訳という素晴らしい文化があります。しかし、**ネットというのは、翻訳を介して情報をやりとりするものでは断じてない。**そこを**支配しているのは「直接性の原理」であり、「リアルタイム性」**なので、ネット上の共通語である**英語が使いこなせなければ、その恩恵を受けることはできない**のです。

英語を習得するには、自ら英語の海に飛び込むよりほかに方法はありません。日本というローカルなホームを出て、自分の目で、耳で、肌でグローバルを体験したいなら、四の五の言わずやるしかないのです。

インターネットによって、世界は文字どおりひとつになりました。そして、さらに驚

インターネットと英語を使い
リアルタイムで世界にアクセス

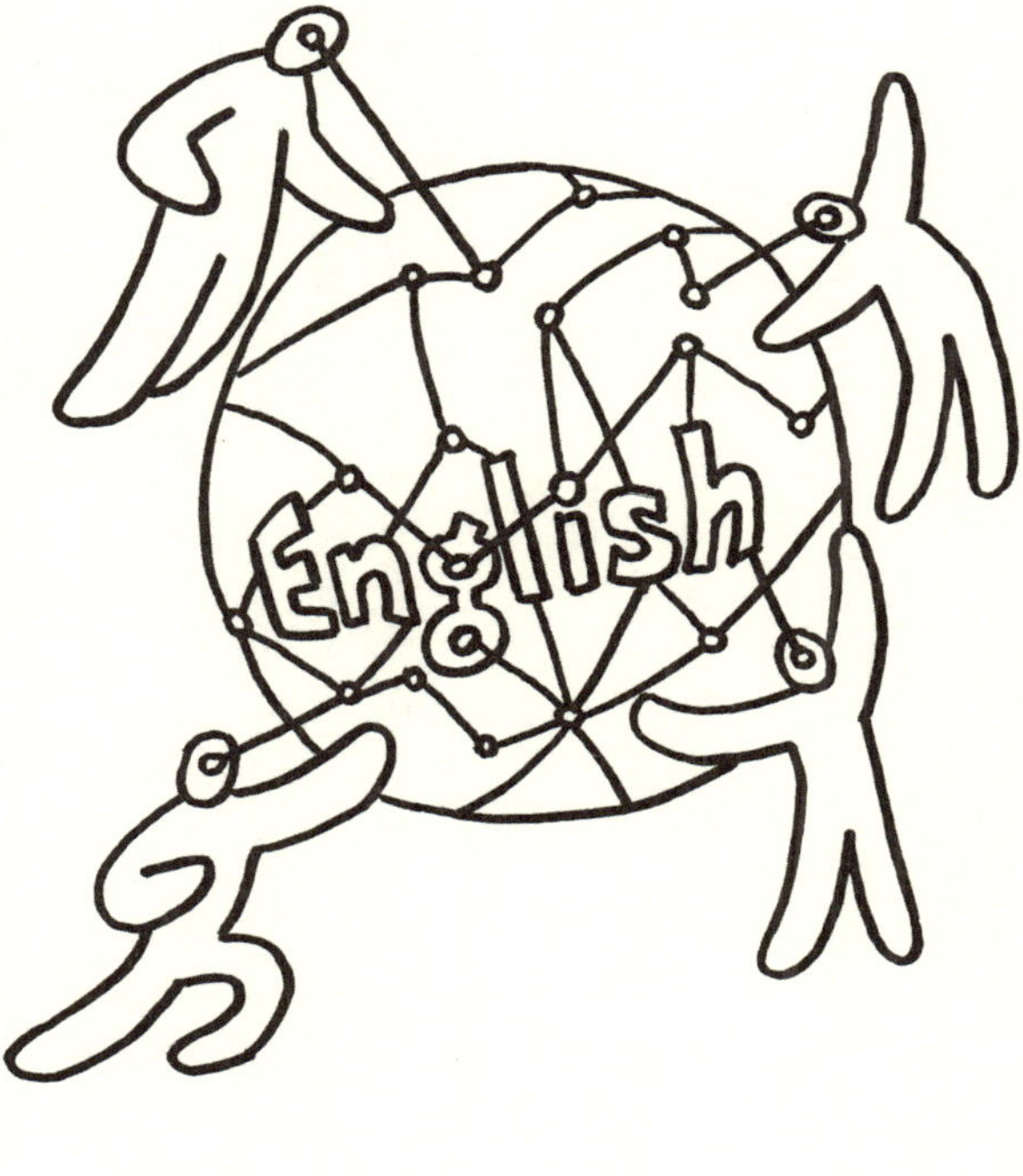

くべきことは、世界中の人が同じ言葉を使ってコミュニケーションできるようになっています。おそらく、これは歴史上初めて起こった画期的なできごとだといっていいと思います。

今後、英語に代わる言葉が、その地位に就くことは考えにくい。**英語が普遍的な世界語であるという状況は、未来永劫《えいごう》続く**といっていいでしょう。それは、ある種の必然性があってそうなったのです、いまさらガタガタいっても仕方ありません。受け入れ、対応するよりほかないのです。

英語で語れば自信がつく

英語を読むだけではなく、英語での情報発信も大切です。

翻訳を介してであれ、英語圏の情報は日本に広まりますが、その逆はほとんどありません。**かなり英語が堪能で留学や海外駐在の経験のある人でも、日本人は海外で日本のことを語るのが苦手**なようです。日本にも世界に誇るべきものがたくさんあるにもかかわらず、あえて日本の話題を避け、ひたすら欧米圏のモードに合わせようとする傾向にあります。

たとえば、二〇〇二年に亡くなった、消しゴム版画家でコラムニストのナンシー関氏は、数々の秀逸なテレビ評論を残しています。しかし、彼女がいかに優れたコラムニストであったかを英語で論じる人がいないため、海外で彼女は知られていません。そのため、日本人が海外の人と雑談するときには、相手の知らないナンシー関よりも、レディー・ガガなどのような世界的に有名な欧米系タレントの話題になりがちです。

こうしたことの繰り返しから、**日本人は「日本の国内で起こっていることは、世界全体から見ればローカルなことであり、世界の趨勢とはなんら関係ない」と、思い込まされてきた**のではないでしょうか。それによって、**日本人の心がいかに傷ついてきたか**ということに、もうそろそろ気づくべきです。

実は、かつては僕自身も、科学者として海外の学会などに出かけた際、英語で専門の脳科学や欧米の文化について語り合うことはあっても、日本について語ることは、めったにありませんでした。

ところが、The Qualia Journalという英語のブログを設け、日本での日常生活について英語で書き始めたとたん、はっと気づいたことがあります。

それは、「自分のいるこの東京が世界の中心である」ということです。日本語では、たとえば「ロンドンでエディターとミーティング」のほうが「東京で編集者と打ち合わせ」よりも、なんとなくカッコいいイメージがありますよね。でも、英語で書いた瞬間、**東京とロンドンのあいだには、地理的な場所の違い以外に本質的な差異は何もないということが、すとんとわかる**のです。

自分の周りに世界はあるのですから、誰にとっても自分が世界の中心であるのは、当たり前のことです。ロンドンやニューヨークの人たちは、ごく自然にそう感じていることでしょう。しかし、日本人は、世界共通の言語である英語で日本について語ってこなかったために、「日本は世界から関心を向けられることのない辺境なのだ」と思い込み、知らず知らずのうちに深く傷ついてきたのです。**自分の身の周りのことを英語で語ってみると、その無用な劣等感から抜け出すことができます。**

手軽なところでは、まずツイッターから始めてみるといいでしょう。ツイッターの制限文字数である百四十文字は、英語にするとかなり短いので、英語力のない人でもさほ

英語で語ると、自分が世界の中心になる

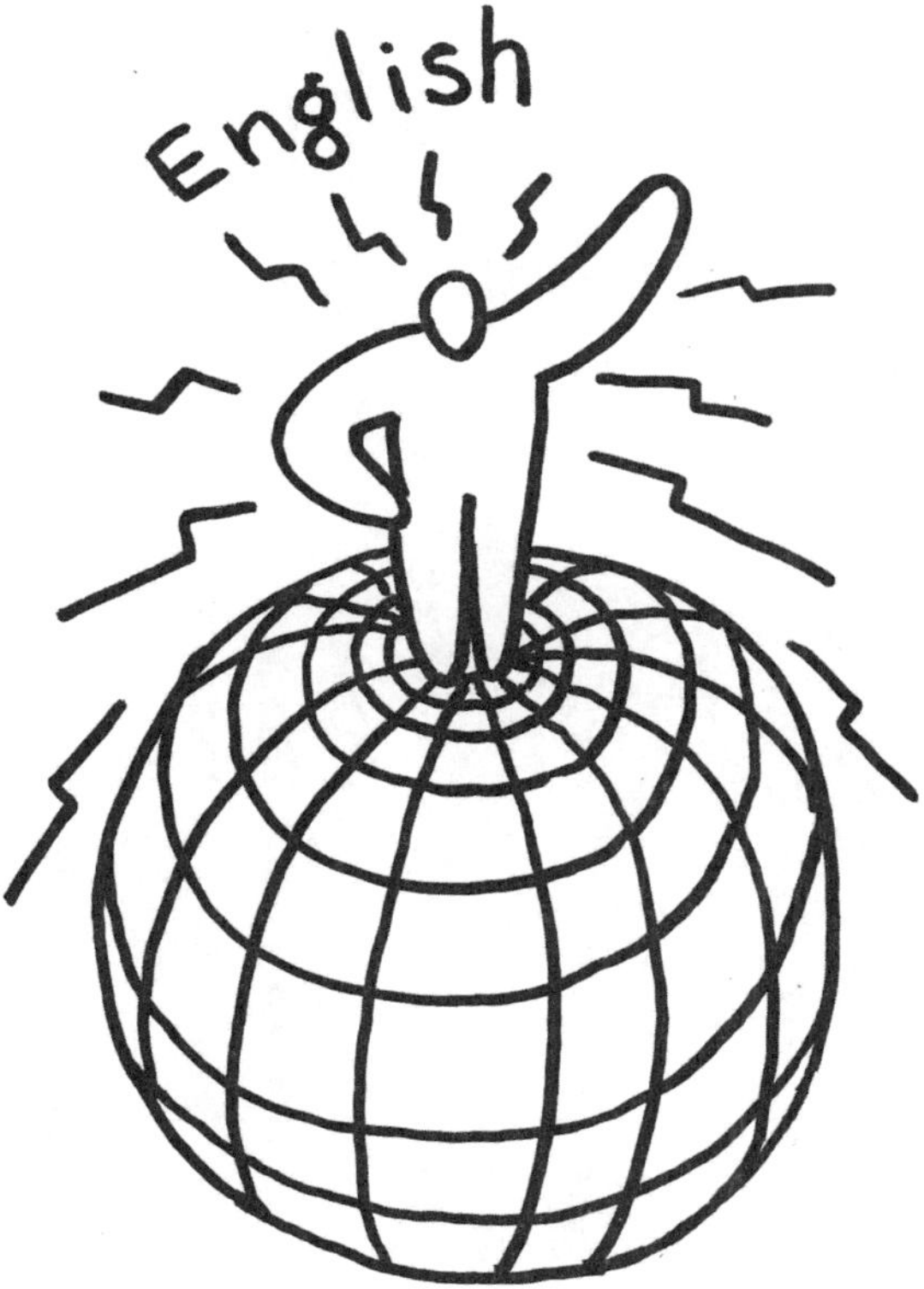

どの負担にはならないはずです。もちろん、他の人の目にふれるわけですから、どんな反応があるかわかりませんし、文法やタイピングのミスには注意すべきですが、その緊張感がいい刺激になって、発信する内容も言葉も磨かれていきます。

これは、世界中の不特定多数の目にふれる可能性があるという意味で、まさに小さなアウェー戦です。もし、ほんの数人であっても**海外の人に読んでもらえたら、それはあなたがもっと広いアウェーに出ていくうえでの確かな自信となる**に違いありません。

ちなみに僕は、次の課題として、論文や専門書ではなく一般の人の知的好奇心を刺激する本を、英語で書いて出版したいと考えています。そこには、世界中の人たちに自分の言葉を翻訳なしに直接届けたいという気持ちだけでなく、日本人の自信の復活を心中密かに期す思いもあるのです。

最初のペンギンになろう

インターネットが世界を覆い、グローバル化が進むのを多くの国が歓迎し、世界という舞台に続々と乗り出していくなかで、日本だけがいまだにどうしたらいいかわからず、右往左往しているように、僕にはみえます。

日本人は、頭のどこかでまだ、「自分たちはこうやってうまくやってきたのだから、同じことを繰り返せば再びよくなるときがくるはずだ」という淡い希望を抱いているのかもしれません。

モノづくりの現場では仕事に取り組む勤勉な姿勢は相変わらずだし、コンビニの店員にまで相手に対する細やかな気づかいが浸透しているのは、日本くらいのものです。そういう日本人ならではの特性は、ずっと大切にしていきたいと思います。

しかし、**勤勉さや気づかいだけでは、残念ながら日本はもうもたない**でしょう。世界がひとつになってしまったいま、アジアの東の端に浮かぶガラパゴス島は、もはや離小島として誰からも侵食されず平和でいるわけにはいかなくなってしまったからです。

日本人は、自分たちの特性を守るのをやめて、アウェーで戦えるように変わらなければならない。僕はこの本でずっとそういいつづけてきました。

もっとも、グローバル社会に最もよく適応し、誰もが独立心旺盛《おうせい》にみえるアメリカにも、保守的な人はたくさんいます。では、日本とアメリカといったいどこが違うのか。

その差は、**チャレンジ精神にあふれたエリートの存在**にあります。

いつだって力強く国民にヴィジョンを示し、その実現のためにアウェーに出て戦うことを恐れない、リーダーシップのあるエリートがアメリカにはいるのです。そして、そういうなかから、ビル・ゲイツやスティーブ・ジョブズのような人間が一定の割合で出てきて、産業を起こし、雇用を創出する。だから社会は活力を失わず、ホームに残った人も安心して昨日と同じ生活を続けられるのです。

片や**日本では、こうすれば社会で認められる、成功するというホームの文脈に上手に適応できる人が、エリート**と呼ばれるようになります。つまり、アメリカのようにエリートがエリートとしての役割を果たしていないのです。

坂本竜馬の座右の銘は、「世に生を得るは事を成すにあり」。この気概をもったエリートがせめて全体の一％でもいれば、日本は変わることができます。

もし周囲を見渡して、誰もいそうにないようだったら、そのときはあなたの出番です。「エリート」と聞いて、「自分には学歴がないから、関係ない」などと思ったとしたら、それは、あなたが日本のつまらない権威主義にとらわれている証拠。**勇気をもってホー**

ムを飛び出し、グローバルというアウェーでの偶有性を楽しめる人こそが、次の時代の真のエリートです。

ペンギンは氷山の端まで来ても、しばらくそこでじっとしています。やがて、一羽が意を決して飛び込むと、たちまち残りのペンギンが氷の海めがけてダイビングし始めます。

僕は人間も、このペンギンと同じだと思っています。誰だって未知の世界に足を踏み出すのは怖い。でも、誰かが行動を起こしそこが安全だとわかったら、残りのみんなは必ずあとに続きます。

まず、誰かが先に偶有性の海に飛び込まなければならないのです。

偶有性は、脳を発達させ人間の可能性を広げてくれるのですから、脳科学的には歓迎すべきものです。しかも、そこで待ち構えているものは、思わぬ困難かもしれないと同時に、予想外の幸運かもしれないのです。そう考えると、アウェーを避けなければならない理由なんてどこにもないということになります。

アウェーへの挑戦は、停滞した日本を揺さぶる力となると同時に、脳の潜在的能力を

目覚めさせる機会と、ずしりと手ごたえのある人生をあなたに与えてくれるに違いありません。

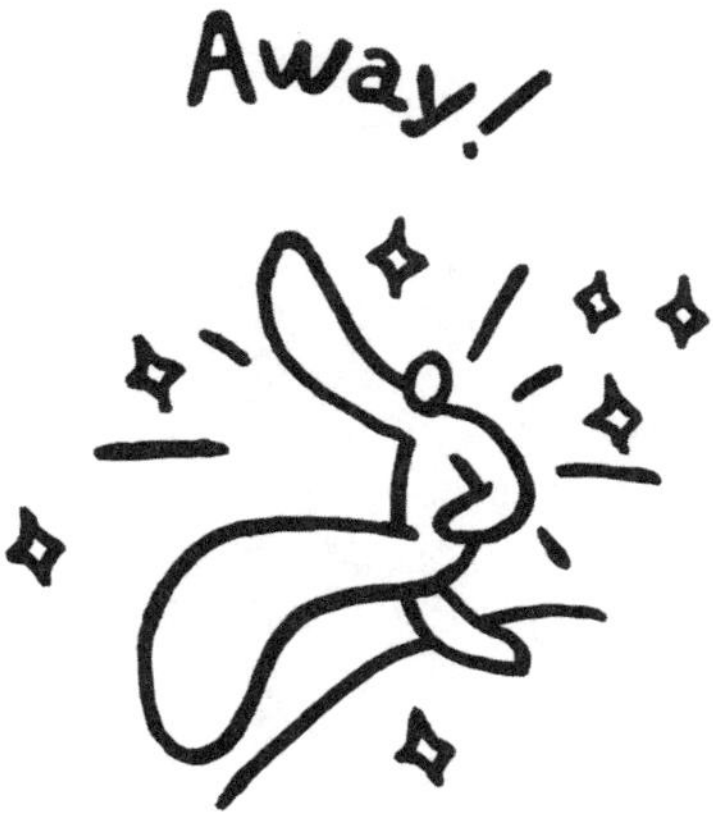
Away!

あとがき

私たちの脳は、何歳になっても、変わることができる。

これが、人間の脳に関する、最も顕著な、そして重大な事実である。変わるということは、これまでの自分から「離れる」ということである。すなわち、「アウェー」に向かう運動をするということである。しかし、そのことは、必ずしも「ホーム」を完全に失うことを意味するのではない。

むしろ、「アウェー」で赴いた先が、自分にとっての新たな「ホーム」になる。次第に、「ホーム」の範囲が広がっていく。これこそが、人生における深い喜びである。見知らぬもののさまざまが次第に自分にとって親しみのあるものになる。そうして、気付けば世界全体が「ホーム」となっている。「アウェー」に挑むことの意味は、ここにある。

一冊の本との出会いは、人生を変える可能性がある。私は、そう信じてきた。実際に、私の生き方、考え方を変えてきた数々の本がある。この本も、読者にとってそのようなささやかなきっかけになればと、一生懸命に書いた。「アウェー」に挑戦するうえでの、何らかのヒントになれば、これ以上うれしいことはない。

　全編に散りばめられたイラストは、小学校時代からの親友、井上智陽の手による。教室で、「こいつ、マンガを描くのがうまいな」と感心したあの日から、ずいぶん長い年月が経った。今でも、一目で人の心をぐっとつかむ井上の「線」は健在である。

　この本を書く過程では、ライターの山口雅之さん、山本信幸さん、大場葉子さんにたいへんにお世話になった。また、廣済堂あかつき株式会社の川﨑優子さんには、本書の企画の段階から、いろいろとお気遣いいただいた。丹念に原稿を読んで、意見を下さる川﨑さんのその言葉に、何度励まされたかわからない。ここに、深く感謝いたします。

新書版あとがき

グーグルの開発した囲碁プログラム「アルファ碁」は、二〇一五年に初めて人間のプロ囲碁棋士を破ると、その後もトップ棋士を次々と撃破している。

日産自動車とディー・エヌ・エーは、ドライバー不要の自動運転車による移動サービス「Easy Ride（イージーライド）」の実証実験を始めた。

アマゾンはセンサーやAIで顧客の様子を把握し、レジを通らず買い物ができる無人スーパー「アマゾンGO」をシアトルにオープンした。

人工知能の世界的権威であるレイ・カーツワイル博士は、二〇四五年までにAIが人間の能力を超えるシンギュラリティ（技術的特異点）が訪れるといっているが、僕は、その日はもっと早いと思っている。だいたい、人間の意識が処理できるデータ量は一秒あたり百二十八ビットだから、処理能力という観点に立てば、人間はすでにAIの軍門に下っている。囲碁や将棋で人間がコンピュータに勝てないのは当たり前なのだ。

これからは多くの職業がコンピュータやロボットに置き換えられていくだろう。そこにはタクシーの運転手やスーパーのレジ係などの単純作業だけでなく、医者や弁護士といった知的労働者の仕事も含まれる。

でも、恐れることはない。少なくとも僕は大歓迎だ。

ＡＩがどんなに進化しても、脳の感情やパーソナリティに関する部分は代替できない。つまり、ＡＩにいまある仕事をどんどん任せてしまえば、人間は人間だけができる、感覚的かつ創造的なことに集中できるようになるのである。さらに、自分自身も気づいていない可能性を、ＡＩが掘り起こしてくれるかもしれない。そうしたら、いまよりもっと自由で創造的な「人間らしい」未来を手に入れられるではないか。

ただし、いまいる世界がホームだとしたら、シンギュラリティの先に待っているのはアウェーだ。そこではホームの権威も成功体験も通用しない。このことをわかっていないと、いくらＡＩという強力な武器を与えられても宝の持ち腐れとなってしまう。

アウェーで戦い、成果を出すにはどうすればいいのか。そのヒントをまとめたのが本書である。

じつは、この本は、二〇一一年に出版された『アウェー脳を磨け！』を改題し、加筆修正したものだ。初出からかなり時間が経ってはいるが、メッセージの本質と有効性は、いささかも変化していないと思う。むしろ、シンギュラリティというアウェーが迫っているいまだからこそ、多くの人に読んでほしい内容になっているといってもいいくらいだ。

さあ、本書を手に、アウェーに一歩を踏み出そう。

茂木 健一郎

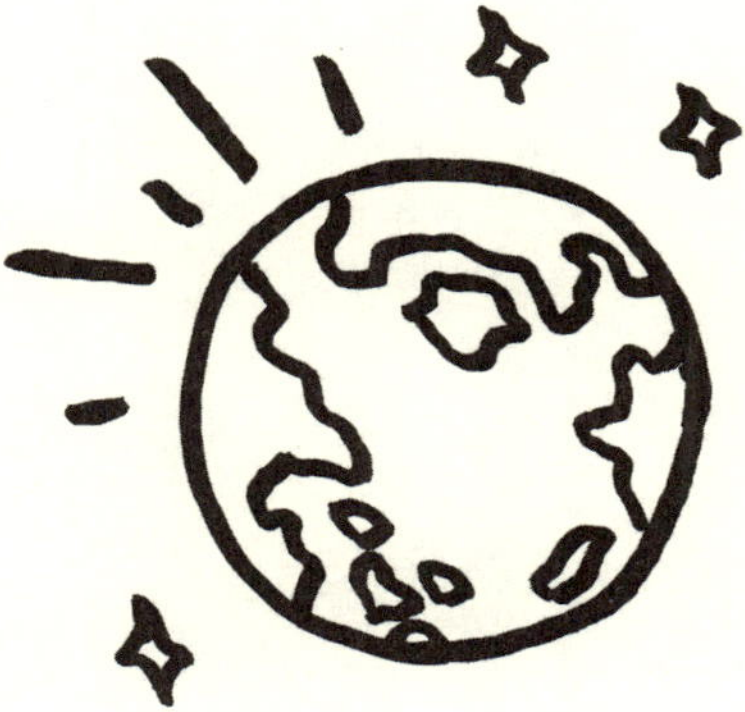

イラスト　井上智陽
編集協力　山口雅之
編　　集　川﨑優子
DTP制作　三協美術

※本書は2011年1月に小社が出版した単行本『アウェー脳を磨け！』を改題・加筆修正し、新書化したものです。

結果を出せる人の脳の習慣
「初めて」を増やすと脳は急成長する
2018年5月10日　第1版第1刷

著　者　茂木健一郎
発行者　後藤高志
発行所　株式会社廣済堂出版
〒101－0052　東京都千代田区神田小川町
2－3－13　M&Cビル7F
電話 03-6703-0964（編集） 03-6703-0962（販売）
Fax 03-6703-0963（販売）
振替 00180-0-164137
http://www.kosaido-pub.co.jp

印刷所
製本所　株式会社廣済堂

装　幀　株式会社オリーブグリーン
ロゴデザイン　前川ともみ＋清原一隆（KIYO DESIGN）

ISBN978-4-331-52160-1 C0295